# 眼科疾病护理常规

## （白内障篇及眼底病篇）

主　审　姚　军
主　编　常美松
副主编　李培军　马晓绘　马欣欣
编　者（按姓氏拼音排序）
陈美彤　刘　印　柳姗姗
肖芷瑄　赵　琳



北方联合出版传媒（集团）股份有限公司
辽宁科学技术出版社

图书在版编目（CIP）数据

眼科疾病护理常规：白内障篇及眼底病篇 / 常美松主编. -- 沈阳：辽宁科学技术出版社，2025. 9. -- ISBN 978-7-5591-3991-7

Ⅰ. R473.77

中国国家版本馆 CIP 数据核字第 2025AQ2708 号

出版发行：辽宁科学技术出版社
（地址：沈阳市和平区十一纬路25号　邮编：110003）
印 刷 者：辽宁鼎籍数码科技有限公司
经 销 者：各地新华书店
幅面尺寸：145 mm × 210 mm
印　　张：6
字　　数：200千字
出版时间：2025年9月第1版
印刷时间：2025年9月第1次印刷
出 品 人：陈　刚
责任编辑：凌　敏　于　倩
封面设计：刘　彬
版式设计：晓　娜
责任校对：黄跃成

书　　号：ISBN 978-7-5591-3991-7
定　　价：68.00元

联系电话：024-23284356
邮购热线：024-23284502
E-mail：lingmin19@163.com

# 序

沈阳市第四人民医院（四院）暨沈阳市眼病医院，沈阳市眼病医院拥有七十余年的辉煌历史。眼科是我院的重点学科之一，也是辽宁省重点专科、辽宁省眼科重点实验室、沈阳市眼病中心重点实验室。在我院发展进程中，四院眼科成就了数名国内知名专家，眼科护理专业也出现了众多的护理骨干、专科护理精英。他们用毕生的精力书写着四院眼科的绵绵长卷，用精湛的专科医疗护理技术拯救着寻求光明、渴望光明的眼病患者，更用无私的爱心承载着社会赋予的责任与使命。

随着医疗护理事业日新月异的发展，四院眼科护理专家和骨干们参照多年的临床护理经验，编写了这本《眼科疾病护理常规（白内障篇及眼底病篇）》。这是一部内容丰富、翔实并具有实用性、指导性的专著，既反映了四院眼科护理专业特点，也展示了四院眼科护理人员的综合素质。相信该书的出版一定会得到广大眼科同人的认可与关注，同时也为眼科护理事业的发展做出贡献。

沈阳市第四人民医院院长　沈春健

2024 年 8 月 1 日

# 前言

随着医药卫生事业的迅猛发展，眼科诊疗技术更加先进、精细、多样。为了满足临床眼科护理工作的需要，我们编写了这本《眼科疾病护理常规（白内障篇及眼底病篇）》，为广大基层医院和眼科医护工作者提供切实可行的临床依据和相关知识参考，同时也有助于使患者能够得到全面、优质的眼科医疗护理服务。这是我们的愿望，更是我们追求的最终目标。

本书在内容编排上突出眼科专业特点，具有较强的实用性和指导性。本书是沈阳市第四人民医院眼科护理工作者多年来丰富临床经验的总结与汗水的结晶，并通过护理专家审核。本书的先进性和实用性相统一，反映了当前沈阳市第四人民医院眼科护理的先进水平。

在本书编写过程中，我们得到了院领导、科领导和护理部的大力支持，主编在此代表全体参编人员及沈阳市第四人民医院眼科的护理人员向他们致以真诚的谢意！

由于编写时间仓促，书中内容难免有疏漏及不足，恳切希望护理界同道赐教，以期不断提高、改进眼科护理工作，共同促进护理专业的发展。

常美松

2024 年 8 月 1 日

# 目录

## 白内障篇

# 眼底病篇

# 白内障篇

# 第一章
# 概　述

# 第一节　白内障分类

凡由先天或后天原因引起的晶状体混浊，并使视力减退，均为白内障。临床上依据发生时间通常分为先天性白内障和后天性白内障两大类。

## 一、白内障根据病因分类

（1）先天性白内障和青年性白内障。

（2）年龄相关性白内障或老年性白内障。

（3）外伤性白内障。

（4）并发性白内障。

（5）广义并发性白内障，即与系统疾病相关性白内障，相关疾病主要包括以下几类：

①代谢紊乱。②皮肤病。③关节骨骼疾病。④视网膜病。⑤中枢神经系统相关疾病。

（6）中毒性白内障，通常由以下因素所致：

①电离辐射：X线、紫外线、红外线等。②药物：糖皮质激素、毒毛花甙、氯丙嗪、缩瞳剂等。

（7）后发性白内障。

## 二、根据发生年龄分类

先天性、婴儿性、青年性、成年性、老年性白内障。

## 三、根据晶状体混浊程度分类

初发期、进展期、成熟期、过熟期白内障。

### 四、根据晶状体混浊的形态和解剖位置分类

核性、皮质性、后囊下、混合型白内障，以及其他白内障（如冠状白内障）。

## 第二节　白内障症状和体征

### 一、症状

（1）视力下降：白内障的主要症状是视力下降和视物模糊，严重者可造成白内障盲。视力障碍程度与晶状体混浊的程度和位置相关。

视野缺损混浊的晶状体会导致视网膜上形成的物像变得不完整，即眼睛看到的范围变小。

（2）固定性黑影：混浊的晶状体会阻碍光线通过，所以会在视野中出现固定的黑影。

（3）单眼多视或复视：白内障发展的过程中，伴随晶状体纤维形态学变化，其结果是引起屈光指数的改变，由于晶状体混浊的不规则性和发生次序的不一致性，引起屈光状态的紊乱，从而产生单眼复视、多视、散视、视物变形等症状。

（4）近视：白内障患者的近视出现与晶状体核硬化相关。核硬化致晶状体屈光指数明显增加，因而产生近视。

（5）色觉改变：混浊晶状体对蓝光吸收增强，使患眼对这些颜色的敏感度下降；此外，晶状体颜色的改变也会影响色觉。

（6）眩光：对太阳光和灯光等亮光出现不适应，甚至面对强光时丧失视力。

## 二、体征

(1) 混浊：白内障最突出的表现是晶状体出现不同程度的混浊，散瞳后在暗室检查，直接照明可见白内障呈灰白色或乳白色混浊。

(2) 婴幼儿白内障特殊表现：单眼患病的婴幼儿白内障患者因缺乏主观症状，因此经常被误诊。只有当瞳孔区出现白色反光，即所谓的白瞳症时，才能引起家长注意。有双眼混浊型白内障患儿视力极为低下，大多伴有眼球震颤。

# 第三节 手术治疗

## 一、白内障吸除术

### 1. 适应证选择

适应证：婴幼儿及儿童白内障；成人皮质性白内障；无硬核的外伤性白内障残留。

禁忌证：晶状体有核的白内障。

### 2. 手术方法

术前充分散瞳，视患者的年龄和合作程度选择麻醉方式。用穿刺刀做透明角膜或角巩膜缘穿刺切口。若使用撕囊镊撕囊，则需扩大切口至 3 mm 以上，恰能容纳注吸系统的针头。注吸系统连接悬吊高度约 40 cm 的灌注瓶，灌注液使用眼用平衡盐溶液。注吸针头可使用非同轴注射针头、超声乳化注吸针头、同轴玻璃体切除器或 Simcoe 式双管注吸针头，彻底抽吸皮质包括周边部。也可采用双切口，分别于 2 点和 10 点时钟位做透明角膜或角巩膜缘切口，截开或划开前囊膜后，自一个切口插入连接装有平衡盐溶液灌注瓶的钝针头，或由助手在此切口用注射器不时注入平衡盐溶液进行灌注，另一个切口插入抽吸针头对准皮质进行抽吸。

3. 并发症

①后囊膜破裂伴或不伴玻璃体脱出：截囊和抽吸的过程中可出现后囊膜破裂。②后发性白内障：采用白内障吸除术的患者晶状体核均较软或无核，一般年龄较轻，术后容易发生后发性白内障。

## 二、囊内白内障摘除术

1. 适应证选择

适应证：①半脱位或脱位白内障。②在不具备手术显微镜和其他手术设备条件的地区，可用于成熟期及过熟期年龄相关性白内障。

禁忌证：①绝对禁忌证：计划植入后房型人工晶状体的患者；年龄小于 35 岁的青少年白内障患者，玻璃体晶状体韧带完整，容易引起大量玻璃体脱出；外伤性白内障囊膜破裂者。②相对禁忌证：原先有玻璃体视网膜疾病的患者，如脉络膜视网膜病变，应尽量行囊外摘除术，以免玻璃体受到更大骚扰；高度近视眼患者，容易产生术中及术后眼后段并发症，如玻璃体脱出、视网膜脱离等，采用囊外摘除较为安全；合并青光眼的患者；伴有糖尿病、甲状腺疾病、肾功能失代偿、出血性疾病、呼吸系统疾病等系统性疾病的患者。

2. 手术方法

术前充分散瞳。可全身应用高渗剂降低眼压，以减少玻璃体脱出的机会，但有心、肾功能不全的患者慎用。局部麻醉可用眼轮匝肌麻醉加球后或球周麻醉。可在球结膜下注入少量麻醉剂。压迫眼球 5 ~ 10 min，使眼压降低。手术方法为：①白内障冷冻摘除法。②白内障囊镊摘除法。③白内障圈套器摘除法。

囊内白内障摘除术是将混浊的白内障成分连同透明的囊膜一起摘除的手术方法。此手术需要做较大的切口、用特殊的手术器械，对玻璃体扰动比较大，手术后需要卧床很长时间。由于整个晶状体被摘除，术后并发症如角膜失代偿、瞳孔上移、视网膜脱离、黄斑囊样水肿等经常发生，特别是可能发生难以矫正的无晶状体眼状态。由于以上诸多缺点，该术式临床上已很少应用。

**3. 并发症**

①虹膜出血。②玻璃体脱出。③晶状体囊膜破裂。④虹膜或角膜冻伤。

## 三、囊外白内障摘除术

**1. 适应证选择**

适应证：各类白内障尤其伴硬核者；打算植入后房型人工晶状体的患者。

禁忌证：晶状体悬韧带大范围断裂的白内障患者。

**2. 手术方法**

术前充分散瞳。表面麻醉、球后麻醉或球周麻醉加眼轮匝肌麻醉。用显微剪做以穹隆部为基底的球结膜瓣，烧灼止血。用宝石刀做巩膜、角巩膜缘或角膜 1/2 板层切口，视核的大小决定球结膜瓣和切口的长度，一般为 8 ~ 11 mm。现代白内障囊外摘除术适应证范围广、并发症少，属于基层医院广泛采用的术式。其优点是为后房型人工晶状体的植入提供良好的手术基础，而且由于保留了完整的晶状体后囊，可降低术中玻璃体破坏的发生率，减少术后发生视网膜裂孔、视网膜脱离等并发症。缺点是由于存在大切口易引发散光，以及在浅前房下操作易致角膜与虹膜的损伤等。目前，在已有可折叠人工晶状体手术的时代，该术式已显得较为落后。

**3. 并发症**

①后囊膜破裂。②晶状体悬韧带断裂。③虹膜根部离断。④瞳孔括约肌离断。⑤驱逐性出血。

## 四、超声乳化白内障吸除术

超声乳化白内障吸除术是指在白内障摘除术中利用超声能量使混浊的晶状体松动、碎裂、变成乳糜状，再用抽吸系统吸除。此方法具有手术时间短、手术切口小、并发症少、术后恢复快、视力结果好等显著优点。超声乳化白内障吸除术联合折叠人工晶体植入，是国际上白内障的常规治疗方法，并成为治疗白内障的首选手术方式。在完成手术切口、晶状体前囊中央连续环形撕开晶状体水分离、水分层等步骤之后，将此针头置于晶状体中，超声在传播时将产生一系列的机械效应、空化效应、碎裂效应，从而将大块的晶状体核击碎、乳化。超声乳化针头为中空，后连超声乳化仪的负压泵，可将乳化的晶状体吸除。

**1. 切口、撕囊和水分离**

①切口：超声乳化白内障吸除术一般采用巩膜隧道切口或透明角膜切口。②连环环形撕囊术：连环环形撕囊术包括反转剪切和单平面撕囊两种方法。③水分离：水分离是指在超声乳化白内障吸除术中，将液体自囊膜下注入，利用液体的波动扩散作用，使晶状体皮质自囊膜分离。水分离较之传统的机械法有更多优点：首先表现为明确的层次性，即只要定位正确，液体将在预定的层次内扩散；其次是无须以扩大撕囊范围来换取操作上的方便，这一点恰恰符合了超声乳化对囊膜处理上的技术要求特点。

**2. 基本操作技术**

①雕刻。②刻槽。③松解性核切开。④后板削薄。⑤周边部吸除。⑥分核。⑦旋转核。

**3. 后房超声乳化技术**

由于操作平面更向后移，因此对角膜内皮有更大的安全性，时至今日，许多现代特殊操作技术，均是在以后房操作技术基础上不断融入其他手法而形成的。

4. 分而治之法

分而治之法的原则是将晶状体分成若干小块，再依次将其乳化吸出。全部过程在囊袋内完成，因此明显提高了操作的安全性。

5. 原位碎核技术

与分而治之法有异曲同工之妙。

6. 拦截劈裂法

用劈核器机械劈核。

7. 清除皮质

晶状体核及大部分核上皮质壳被乳化吸除后，将残余皮质吸除。

## 五、人工晶状体植入术

人工晶状体植入术是目前矫正无晶状体眼屈光的最有效的方法。人工晶状体在解剖上和光学上取代了原来的晶状体，构成了一个近似正常的系统，尤其是固定在正常晶状体生理位置上的后房型人工晶状体。人工晶状体植入术可用于单眼，术后可迅速恢复视力，易建立双眼单视和立体视觉。目前，囊外白内障摘除术以及超声乳化白内障吸除术为常见的两种白内障手术方法，也为后房型人工晶状体植入做了准备。

1. PMMA（非折叠式）人工晶状体植入

用植入镊夹住晶状体光学部的上方，在晶状体下襻达到瞳孔中央时，将下襻稍向下倾斜插入囊袋内，随即把光学部送入囊袋内。然后用晶状体镊夹持晶状体上襻顶端，沿切线方向做顺时针旋转，使下襻伸入囊袋内。当大部分下襻和光学部分伸入囊袋内时，松开晶状体镊，上襻将自行弹向对应的囊袋部位。某些情况下，用晶状体调位钩插入襻与光学部连接处，将上襻旋转进囊袋内。

2. 软式折叠式人工晶状体植入

（1）折叠镊植入法：所需切口约为 4 mm，经巩膜或角膜隧道植入囊袋内。用植入镊取出折叠式人工晶状体，纵向夹住光学部中央，纵向平行插入折叠镊的槽内，缓慢对折，折缘向上两襻也上翘。用植入镊紧靠折叠镊夹住已折好的晶状体，换下折叠镊。经巩膜或角膜隧道，将下襻和晶状体光学部水平送入囊袋内，转动植入镊，使对折缘转向下方，轻轻松开植入镊。晶状体光学部慢慢展平在囊袋内，上襻用植入镊或晶状体定位钩旋转入囊袋内。

（2）推注器植入法：使用一种特殊装置，将人工晶状体安放在内，使其卷曲呈柱状，经巩膜隧道或经透明角膜切口推送入囊袋内。用晶状体植入镊纵向夹住折叠式人工晶状体部的中央，纵向安装人工晶状体在特制的折叠夹上，理顺两襻雨槽内，注入适量的黏弹剂，折好折叠夹，注意勿使襻被夹住。将装好晶状体的折叠夹安装在特制推注器上，小心旋转推送杆，使晶状体推向推注器针管的前缘。将推注器针管插入透明角膜切口或巩膜隧道切口，缓慢旋转推送杆，使下襻和晶状体光学部慢慢展开于囊袋内，上襻用植入镊或晶状体旋转钩送入囊袋内。一般植入晶状体内的人工晶状体不需要调整位置，有明显偏位时，用调位钩调整至水平位。然后置换前房内的黏弹剂。切口一般不需要缝合，若切口对合不良，需缝合一针。结膜切口平展复位，两端电凝闭合。

## 六、白内障摘除术联合手术

### 1. 白内障摘除术联合青光眼手术

青光眼与白内障同时存在时，首先应明确其主次关系，再选择合适的治疗方式。青光眼的视功能损伤是不可逆的，而对于白内障可根据视力减退的程度来决定手术时间。因此，原则上以治疗青光眼为主，治疗白内障为辅。在诊疗白内障的同时应当十分慎重地检查分析是否存在青光眼或患青光眼的潜在风险，以便确定治疗时机和方式。联合手术的主要优点是：白内障摘除术可以加深前房深度，使术后浅前房的发生率明显降低；消除了瞳孔阻滞，加宽了房角，消除了因晶状体膨胀导致的房角关闭；可以恢复部分小梁功能，降低房水排出阻力；术后可以解除晶状体－睫状环阻滞，减少了发生恶性青光眼的风险；减少手术次数，手术方法及入路选择余地大，可减轻手术对眼组织的损伤。

### 2. 白内障摘除术联合玻璃体手术

白内障摘除术联合应用玻璃体手术技术进行眼前节手术有许多优点，包括：手术切口小；可避免常规手术带来的并发症；可以有效地治疗常规手术很难解决的眼前节病等。

### 3. 白内障摘除术联合穿透性角膜移植术

临床上遇到已明确是致盲性角膜病变和成熟的白内障病例，唯一能达到治疗目的的方法是行穿透性角膜移植术（PKP）的同时，又施行囊外白内障摘除术和后房型人工晶状体（IOL）植入。这种相对复杂的眼前节手术被称为三联手术。联合手术不仅涉及角膜和晶状体的操作，往往还要涉及虹膜粘连分离、瞳孔成形、前房成形等多种手术技术，故对手术医生的手术技巧有更高的要求，任何一项操作不到位都可能造成整个手术失败。

## 七、眼内屈光手术

眼内屈光手术主要分为角膜屈光性手术、屈光性白内障手术（RCS）、有晶状体眼人工晶状体（PIOL）植入术以及屈光性晶状体置换术（RLE）等。眼内屈光手术在治疗高度近视、远视和老花眼方面具有独特优势。

### 1. 角膜屈光性手术

通过手术改变角膜的屈光力以矫正无晶状体眼，其中角膜镜片术、角膜磨镶术和角膜表面镜片术属于此范畴。①角膜镜片术是利用供体角膜通过冷冻切割，制成一定屈光力的凸形角膜镜片，把它放在角膜板层切开的受体角膜盘下。②角膜磨镶术是用微型角膜刀切除术眼的角膜前板层，通过切割加工不同部位使其成为凸镜片，用以矫正无晶状体眼。以上两种手术较复杂，易损伤角膜中央视轴区，带有一定的危险性，而且角膜层间的交界面会引起光的散射，未能广泛开展。③角膜表面镜片术是在上述两种手术基础上发展起来的，有活体接触镜之称，不用切开受体眼中央区角膜板层，只将用冷冻车床磨成一定度数的角膜植片缝在除去上皮层的角膜表面，手术操作简便，减少术后光的散射，受体角膜中央区无永久性的损伤，甚至可更换镜片。因而它在矫正某些不能耐受角膜接触镜和不宜进行人工晶状体植入术的无晶状体眼方面，尤其是用在矫正婴幼儿无晶状体眼上，有着一定的前景。

**2. 屈光性白内障手术**

手术方式：①超声乳化白内障吸除术。②激光乳化白内障联合人工晶状体植入术。选择微创的手术方式，缩小对角膜内皮的损伤，降低超声乳化对患者角膜组织的损伤。通过在透明角膜切口上操作，飞秒激光能够精确确定切口的深度与位置，重复、稳定地对切口进行操作。

**3. 有晶状体眼人工晶状体植入术**

手术适应证主要为高度近视患者。①虹膜固定型 PIOL 这种类型的 IOL 不可折叠，且这个部位的虹膜运动较少，加上该位置的血管较少，能够很好地承受压力，不易出现脱落，虹膜收缩不会受到影响。虹膜支撑型 PIOL 有屈光效果好、并发症少的特点，在所有的 PIOL 中稳定性最高，能够很好地矫正患者高度近视、屈光不正的情况。②房角支撑型 PIOL 对植入手术的要求较低，并且瞳孔收缩后可在局部麻醉或吸入麻醉下进行手术。裸眼视力可以得到显著改善，并可通过增大术后视网膜图像改善最佳矫正视力。③手术并发症：PIOL 植入术后白内障发生率高低不一，主要与术中损伤相关，而早期白内障形成与手术创伤相关，延迟性白内障与天然晶状体和人工晶状体的接触相关。

### 4. 屈光性晶状体置换术

近年来，透明晶状体提取已经演变为与IOL植入相结合的晶状体提取，即屈光性晶状体置换术（RLE）。该术式主要适用于40岁以上有晶状体混浊趋势、角膜薄的超高度近视患者。并发症方面：视网膜脱离是RLE后一个严重的并发症；另一个严重的并发症是后囊膜混浊，主要与炎症反应和上皮细胞增殖相关，可严重影响视力。

# 第二章

# 白内障各论

# 第一节　先天性白内障

## 一、概念

先天性白内障指出生后即存在或出生后 1 年内因发育障碍逐渐形成的晶状体部分或全部混浊。本病是一种常见的儿童疾病，是造成儿童失明和弱视的重要原因。

## 二、病因

①遗传因素：先天性白内障中有 30% ~50% 具有遗传性，遗传性先天性白内障主要有 3 种不同遗传方式，分别为常染色体显性遗传（AD）、常染色体隐性遗传（AR）、X 连锁隐性遗传（XR）。其中，常染色体显性遗传最为多见。②环境因素：是引起先天性白内障的另一个重要原因，约占先天性白内障病因的 30%。③其他因素：原因不明，多为散发病例，难以确定是遗传因素还是环境因素的影响。

## 三、临床表现

（1）白瞳症：成年白内障患者，常常因为视力减退而就诊，而婴幼儿白内障患者，特别是单眼患者，一般无症状，因此经常被耽误诊断，只有当瞳孔区出现白色反光，即所谓白瞳症时，方能引起家长或医生的注意。白瞳症并非先天性白内障所特有，临床上应与其他疾病相鉴别。

（2）眼球震颤：患双眼致密性混浊性白内障的患儿，大多伴有眼球震颤，震颤多为游移性震颤和搜寻性震颤等类型。眼球震颤往往提示视力极为低下，一般不会超过 0.1。

（3）斜视：视力低下或双眼视力不平衡，阻碍融合机制的形成，可迅速造成眼位偏斜，即斜视。

（4）畏光：在一些情况下，由于晶状体混浊引起光散射，可使患儿产生畏光症状，这种情况在有板层白内障的患儿中更容易出现。

（5）合并的其他眼部异常：先天性白内障合并先天性小眼球的临床症状并不罕见，先天性小眼球的存在与白内障类型无关，且常常合并其他组织发育异常，如脉络膜缺损。视力预后极差，即使手术也不能获得满意的结果。少数患者可合并有近视性视网膜脉络膜病变、视网膜变性以及黄斑部营养不良等。此外，还可合并晶状体脱位、晶状体缺损、虹膜和脉络膜缺损、瞳孔残膜、圆锥角膜等异常情况。

## 四、治疗原则

（1）超声乳化白内障吸除术：应用超声能量将混浊晶状体核和皮质乳化后吸除，保留晶状体后囊的手术方法。超声乳化技术将白内障手术切口缩小到 3 mm，甚至更小，可植入折叠式人工晶状体，具有组织损伤小、切口不用缝合、手术时间短、视力恢复快、角膜散光小等优点，并可在表面麻醉下完成手术。

（2）人工晶状体植入术：人工晶状体可在一期或二期植入，用于矫正无晶状体眼的屈光不正。

## 五、手术并发症

（1）角膜水肿：白内障术后的角膜水肿可以发生于角膜各层组织。患者主诉为视力减退和有异物感，上皮水肿继发不规则散光而引起视力减退。高渗剂可以脱去上皮水分，使角膜再次清亮，方便内眼检查。上皮水肿常在数天或数周后消退。致病因素：先前存在的疾病、机械性手术创伤、化学性损伤、术后炎症、所植入人工晶状体的类型和其他因素。治疗：术后早期的角膜水肿科给予糖皮质激素溶液点眼，轻度水肿多在数天内消失，中度水肿数周至3个月内消失。若术后3个月角膜水肿持续存在或有大疱性病变出现，则发生角膜失代偿的可能性很大，应定期做内皮细胞检查，已发生角膜失代偿者，可做穿透性角膜失代偿手术。

（2）术后前房浅：白内障人工晶状体植入术后发生前房浅的原因主要是切口渗漏、瞳孔阻滞、虹膜脱出前粘连，通常伴有眼压变化。最明显和最常见的原因是切口渗漏。常与切口形状相关，囊外摘除术中弧形切口过浅、缝合针距过宽过松可引起缝线间渗漏、隧道切口内切口过短、超声乳化针头发热对巩膜瓣的热损伤，延长了切口愈合时间，也可引起切口渗漏。这些患者的眼压相当低，单纯包扎大多可以恢复，也可手术缝合切口，长时间的切口渗漏或严重炎症所致长期低眼压，可导致浆液性脉络膜脱离，严重时可发生脉络膜出血。术后早期如出现脉络膜脱离，前房继续变浅和继发高眼压，临床上应该考虑做巩膜切开术，用BSS或黏弹剂恢复前房。

（3）继发性青光眼：术后早期继发性青光眼包括一过性高眼压、瞳孔阻滞青光眼、恶性青光眼。其中一过性高眼压最常见，是因为透明质酸钠从眼内全部排出需要7～14天，假如这些黏弹剂在术后未被完全清除，可能会阻塞小梁网孔，从而引起暂时性眼压急剧升高。如果小梁网已经遭损伤，即使少量黏弹剂也可使眼压升高。

（4）术后眼内出血：①术后前房积血与下列因素有关：伤口位置、烧灼程度、使用某些药物如阿司匹林或其他抗凝剂。②脉络膜出血：是一种少见但十分严重的手术并发症，与下列因素有关：a. 术中及术后长时间眼压低（如灌注不足、切口渗漏）；b. 眼内血管病变（如血管组织变性、坏死、硬化等）；c. 高血压及动脉硬化，术中术后血压升高往往是出血的诱因。治疗：查找病因，对症治疗，如：切口渗漏及时缝合，全身用药控制血压正常水平；给予止血剂减少出血；手术排出积血。

（5）术后眼内炎：眼内炎是指眼球壁的一层或多层及相邻的眼内腔隙的感染性炎症。分为两种情况：一种为过敏性眼内炎；另一种为感染性眼内炎。临床上指视网膜、脉络膜和玻璃体的潜在性破坏性炎症，白内障术后眼内炎是一种严重的并发症，据报道白内障人工晶状体植入术后细菌性眼内炎的发病率为 0.1% ~ 0.31%，真菌性眼内炎的发病率最多为 0.062%。眼内使用溶液和材料增加了眼内感染的概率，人工晶状体、平衡盐液、黏弹剂都有可能受到污染，此外器械消毒剂和手术器械的污染也是眼内炎感染的主要来源。不容忽视的是，有相当一部分病例病原菌是位于结膜囊的条件致病菌，因此特别强调术前结膜囊的冲洗消毒和术前各种物品的严格灭菌。病原菌多为革兰阳性菌，约占 90%（表皮葡萄球菌最为常见，属于弱致病菌；金黄色葡萄球菌、链球菌是强致病菌），革兰阴性约菌占 7%（绿脓杆菌、变形杆菌是强致病菌），真菌约占 3%。患者常表现为眼痛及头痛加剧、视力减退、眼分泌物增多、眼红、畏光、眼睑肿胀、角膜水肿、瞳孔对光反射减弱、房水细胞增多、前房内纤维蛋白渗出或前房积脓。诊断：术眼一侧头痛或眼球钝痛，出现脓性分泌物提示存在毒性较强的致病菌。一般眼内炎在术后 24 ~ 48 h 出现，但术后结膜下注射抗生素及糖皮质激素者，眼内炎常延至术后 2 ~ 5 天出现，对术后 24 h 或 48 h 疼痛加剧者应考虑为毒性较强的致病菌感染。真菌感染者可在术后 2 ~ 3 周发生，75% 的感染者在外伤或术后 7 天内有明显的临床表现。确定炎症性质最有价值的方法是眼内液微生物的培养。

## 六、围术期护理

### 1. 术前护理

（1）完善各种术前检查：全身检查、眼部检查、其他相关检查（遵医嘱）。

（2）按医嘱应用抗生素眼药水，常规 3 ~ 4 次 / 日点眼。

（3）饮食：营养丰富、富含多种维生素、少刺激性、合理搭配，避免便秘。戒除不良嗜好：如吸烟、饮酒和经常喝咖啡、浓茶等。全麻手术者，手术前1晚至次日手术前需禁食、禁水6~8 h（具体时间由护士宣教告之）。局麻患者术日晨可进少量易消化食物，不宜过饱。糖尿病患者注意控制好血糖，适当运动。高血压患者低盐饮食，控制血压在正常范围内。

（4）休息与活动：保证充足睡眠，防止感冒及外伤。练习去枕平卧位、半卧位和俯卧位（玻璃体切割手术患者），为适应手术做准备。幼儿患者尤为注意避免因感冒、发热或外伤磕碰影响手术。

（5）手术前1日：协助患者整理个人卫生，沐浴、洗头、剪指甲、更换内衣，穿着清洁舒适患服，男性患者刮胡须，女性患者手术应避开月经期，与患者核对腕带信息及术眼是否与医嘱相符，并给予眼部体表标识，行术前处置，剪睫毛、泪道冲洗、冲洗结膜囊、消毒等。给予患者术前健康宣教，指导患者术中配合及防止咳嗽、打喷嚏的方法是用舌尖顶压上腭或用手指压人中。告知患者：术前充分休息，避免紧张情绪，手术顺序由中心手术室根据病情进行具体安排，因手术有不确定性，所以不确定等待时间的长短，具体手术时间难以精确确定，积极配合医护人员安排，耐心等候手术室及护士的通知。

（6）手术日：术晨按医嘱术前用药，如滴缩瞳或散瞳眼药、静脉输入20%甘露醇等；测体温、脉搏、呼吸、血压、血糖，如有异常应及时通知医生。按时观察患者眼部情况，如瞳孔是否散大或缩小、有无红肿等不适症状。告知患者取下发卡、饰物、假牙、手表及其他金属物品，贵重物品交由家属保管。告知女患者勿带妆及将长发梳于一侧或两侧，以保证术中头部平躺。接到手术室通知手术时，首先通知患者入卫生间排空大小便，为患者测量血压及心率，给予患者术前用药，再次核对患者眼部情况，并核对腕带信息、体表标识、安全核查单、植入物票据、术中带药等，护送至手术室；秋冬季节手术室内温度较高，患者衣物无须过厚，最好穿开衫且衣领不宜过高，但在往来手术室途中需注意保暖。

**2. 术后护理**

（1）全麻患者手术后去枕平卧位，头偏向一侧至逐渐清醒，保持呼吸道通畅，以免引起呛咳及麻醉作用引起头痛。禁食水：儿童 4 h 后完全清醒可少量进食水、奶等；成人 6 h 后如可以咳嗽、吐痰可以饮水，8 h 后可以少量进水及食物（特殊情况遵医嘱）。

（2）局麻患者则根据医嘱取卧位，头部少活动，以免影响伤口愈合。

（3）饮食：清淡易消化、富含纤维及维生素软食，补充营养，避免发生便秘，不要进食硬性及辛辣刺激性食物。

（4）休息与活动：规律生活起居，患者注意保暖，切勿着凉感冒。

（5）眼部护理告知：不要用力挤眼，避免眼球受压和碰撞，不要咳嗽或大声说话，起床时不要过猛，防止过度弯腰低头和提取重物，以免腹压增加影响伤口愈合。不要自行打开眼部敷料并保持敷料干燥完整，以免伤口感染。术后 2 周内不用流水洗脸，防止眼内溅入污水或进异物，注意眼部卫生。

（6）术后用药：遵医嘱全身及眼局部用药。告知患者手术当日不点眼药，手术第 2 日的早晨医生做暗室检查后，由护士换药并遵医嘱滴眼药。不得自行服用止痛药，以免延误病情；由于手术创口不适及患者精神紧张易引起失眠，应对患者进行心理疏导及安抚，但此时不宜用安定类催眠药物，因其有肌肉松弛作用，会加重前房角狭窄导致眼压升高。

（7）观察：监测眼压，观察有无头痛、眼痛、恶心、呕吐等症状，如出现以上症状应及时通知医生，给予处理。

**3. 出院指导**

（1）药物使用：演示滴眼药的流程及方法（检视患者滴眼药

的操作直至达标）。告知滴眼药的注意事项，严格遵医嘱滴眼药或服药，不得自行停药或增减药量，用药后如有不适反应及时就诊。

（2）饮食：以高蛋白，高纤维素，富含维生素、微量元素，易消化食物为宜，如蔬菜、水果、牛奶、瘦肉等，防止便秘。糖尿病及高血压患者需严格控制原发病，合理安排膳食。高血压患者应低盐低脂肪饮食，糖尿病患者应遵循糖尿病饮食。手术后的患者应避免吃刺激性及较硬的食物。有烟酒嗜好者应戒烟限酒。

（3）休息与活动：告知患者按医嘱执行卧位的重要性，如俯卧位、侧卧位、仰卧位等。注意劳逸结合，规律生活起居。适量运动，如散步、打太极拳等。3 个月内不做剧烈运动，避免外伤及酌情乘坐飞机等。

（4）环境与心理护理：居室应定时通风，保持适宜的温度和湿度。保持情绪稳定，避免情绪紧张，保持良好的心理状态和积极健康向上的生活方式。

（5）眼部护理：避免术眼受外力，注意用眼卫生，防止污水、异物进入眼内，不可用力揉眼，不可过度用眼，如长时间看书、看电脑、看电视。

（6）复诊：遵医嘱时间（1 周后及 3 个月内）按时来院复查，如发现异常如眼睛胀痛、头痛、视力明显下降、视物有遮挡等，应及时就诊。

## 第二节　年龄相关性白内障

### 一、概念

年龄相关性白内障又称为老年性白内障，是一种最多见的后天性原发性白内障，是最常见的白内障类型，病因仍未完全清楚。临床上，年龄相关性白内障诊断标准尚存在一些争论，至今仍无完整准确的定义。当晶状体混浊导致视力下降时，年龄相关性白内障的诊断才具有临床意义。

## 二、病因

（1）紫外线辐射：晶状体混浊与长期暴露于紫外线尤其是长波紫外线有关。295 nm 以上波长的紫外光容易穿透角膜被晶状体有效吸收。

（2）糖尿病：研究结果显示，糖尿病人群白内障发病率较正常人群明显偏高；随着血糖水平的增高，白内障的发病率也有增高趋势。

（3）药物：长期全身或局部应用大剂量糖皮质激素可产生后囊膜下混浊，其形态与放射性白内障相似。白内障的发生与用药剂量和持续时间有关，用药剂量越大，用药时间越长，白内障发生率就越高。吩噻嗪可与黑色素结合，形成一种光敏物质引起色素沉着。

（4）其他：白内障的发生与患者受教育程度、吸烟饮酒史、血压，甚至性别相关。

## 三、临床表现

患者自觉眼前有固定不动的黑点，呈渐进性、无痛性视力下降。根据晶状体混浊部位不同，可有单眼复视、多视和屈光改变等。

## 四、治疗原则

### 1. 手术治疗

（1）超声乳化白内障吸除术：应用超声能量将混浊晶状体核和皮质乳化后吸除，保留晶状体后囊的手术方法。超声乳化技术将白内障手术切口缩小到 3 mm，甚至更小，可植入折叠式人工晶状体，具有组织损伤小、切口不用缝合、手术时间短、视力恢复快、角膜散光小等优点，并可在表面麻醉下完成手术。

（2）人工晶状体植入术：人工晶状体可在一期或二期植入用于矫正无晶状体眼的屈光不正。

**2. 药物治疗**

（1）辅助营养类药物：无机盐配方、游离氨基酸配方和维生素C、维生素E，发生白内障的晶状体多有游离氨基酸、某些微量元素如钙、镁、钾以及多种维生素营养障碍。

（2）醛糖还原酶抑制剂：苄达赖氨酸滴眼液可用于治疗糖尿病性白内障和半乳糖血症白内障。

（3）抗氧化药物：谷胱甘肽可利用抗氧化来缓解晶状体氧化所引起的透明度下降和颜色改变。

**3. 一般治疗**

（1）去除诱因：了解存在的诱因并及时消除，如停服糖皮质激素、别嘌醇，避免长时间外出，在紫外线强光下照射，戒烟限酒等。

（2）合并症的治疗：如患有糖尿病、高血压及尿毒症疾病，应同时积极治疗。

## 五、手术并发症

（1）角膜水肿：白内障术后的角膜水肿可以发生于角膜各层组织。患者主诉为视力减退和有异物感，上皮水肿继发不规则散光而引起视力减退。高渗剂可以脱去上皮水分，使角膜再次清亮，方便内眼检查。上皮水肿常在数天或数周后消退。致病因素：先前存在的疾病、机械性手术创伤、化学性损伤、术后炎症、所植入人工晶体的类型和其他因素。治疗：术后早期的角膜水肿可给予糖皮质激素溶液点眼，轻度水肿多在数天内消失，中度水肿数周至3个月内消失。若术后3个月角膜水肿持续存在或有大疱性病变出现，则发生角膜失代偿的可能性很大，应定期做内皮细胞检查，已发生角膜失代偿者，可做穿透性角膜失代偿手术。

（2）术后前房浅：白内障人工晶状体植入术后发生前房浅的原因主要是切口渗漏、瞳孔阻滞、虹膜脱出前粘连、通常伴有眼压变化。最明显和最常见的原因是切口渗漏。常与切口形状相关，囊外摘除术中弧形切口过浅、缝合针距过宽过松可引起缝线间渗漏、隧道切口内切口过短、超声乳化针头发热对巩膜瓣的热损伤，延长了切口愈合时间，也可引起切口渗漏。这些患者的眼压相当低，单纯包扎大多可以恢复，也可手术缝合切口，长时间的切口渗漏或严重炎症所致长期低眼压，可导致浆液性脉络膜脱离，严重时可发生脉络膜出血。术后早期如出现脉络膜脱离，前房继续变浅和继发高眼压，临床上应该考虑做巩膜切开术，用 BSS 或黏弹剂恢复前房。

（3）继发性青光眼：术后早期继发性青光眼包括一过性高眼压、瞳孔阻滞青光眼、恶性青光眼。其中一过性高眼压最常见，是因为透明质酸钠从眼内全部排出需要 7 ~ 14 天，假如这些黏弹剂在术后未被完全清除，可能会阻塞小梁网孔，从而引起暂时性眼压急剧升高。如果小梁网已经遭损伤，即使少量黏弹剂也可使眼压升高。

（4）术后眼内出血：①术后前房积血与下列因素有关：伤口位置、烧灼程度、使用某些药物如阿司匹林或其他抗凝剂。②脉络膜出血：是一种少见但十分严重的手术并发症，与下列因素有关：a. 术中及术后长时间眼压低（如灌注不足、切口渗漏）；b. 眼内血管病变（如血管组织变性、坏死、硬化等）；c. 高血压及动脉硬化，术中术后血压升高往往是出血的诱因。治疗：查找病因，对症治疗，如：切口渗漏及时缝合，全身用药控制血压在正常水平；给予止血剂减少出血；手术排出积血。

（5）术后眼内炎：眼内炎是指眼球壁的一层或多层及相邻的眼内腔隙的感染性炎症。分为两种情况：一种为过敏性眼内炎；另一种为感染性眼内炎。临床上指视网膜、脉络膜和玻璃体的潜在性破坏性炎症，白内障术后眼内炎是一种严重的并发症，据报道白内障人工晶状体植入术后细菌性眼内炎的发病率为0.1%～0.31%，真菌性眼内炎的发病率最多为0.062%。眼内使用溶液和材料增加了眼内感染的概率，人工晶体、平衡盐液、黏弹剂都有可能受到污染，此外器械消毒剂和手术器械的污染也是眼内炎感染的主要来源。不容忽视的是有相当一部分病例病原菌是位于结膜囊的条件致病菌，因此特别强调术前结膜囊的冲洗消毒和术前各种物品的严格灭菌。病原菌多为革兰阳性菌，约占90%（表皮葡萄球菌最为常见，属于弱致病菌；金黄色葡萄球菌、链球菌是强致病菌），革兰阴性约菌占7%（绿脓杆菌、变形杆菌是强致病菌），真菌约占3%。患者常表现为眼痛及头痛加剧、视力减退、眼分泌物增多、眼红、畏光、眼睑肿胀、角膜水肿、瞳孔对光反射减弱、房水细胞增多、前房内纤维蛋白渗出或前房积脓。诊断：术眼一侧头痛或眼球钝痛，出现脓性分泌物提示存在毒性较强的致病菌。一般眼内炎在术后24～48 h出现，但术后结膜下注射抗生素及糖皮质激素者，眼内炎常延至术后2～5天出现，对术后24 h或48 h疼痛加剧者应考虑为毒性较强的致病菌感染。真菌感染者可在术后2～3周发生，75%的感染者在外伤或术后7天内有明显的临床表现。确定炎症性质最有价值的方法是眼内液微生物的培养。

## 六、围术期护理

### 1. 术前护理

（1）完善各种术前检查：全身检查、眼部检查、其他相关检查（遵医嘱）。

（2）按医嘱应用抗生素眼药水，常规3～4次/日点眼。

（3）饮食：营养丰富、富含多种维生素、少刺激性、合理搭配，避免便秘。戒除不良嗜好：如吸烟、饮酒和经常喝咖啡、浓茶等。全麻手术者，手术前 1 晚至次日手术前需禁食、禁水 6 ~ 8 h（具体时间由护士宣教告之）。局麻患者术日晨可进少量易消化食物，不宜过饱。糖尿病患者注意控制好血糖，适当运动。高血压患者低盐饮食，控制血压在正常范围内。

（4）休息与活动：保证充足睡眠，防止感冒及外伤。练习去枕平卧位、半卧位和俯卧位（玻璃体切割手术患者），为适应手术做准备。幼儿患者尤为注意避免因感冒、发热或外伤磕碰影响手术。

（5）手术前 1 日：协助患者整理个人卫生，沐浴、洗头、剪指甲、更换内衣，穿着清洁舒适患服，男性患者刮胡须，女性患者手术应避开月经期，与患者核对腕带信息及术眼是否与医嘱相符，并给予眼部体表标识，行术前处置，剪睫毛、泪道冲洗、冲洗结膜囊、消毒等。给予患者术前健康宣教，指导患者术中配合及防止咳嗽、打喷嚏的方法是用舌尖顶压上腭或用手指压人中。告知患者：术前充分休息，避免紧张情绪，手术顺序由中心手术室根据病情进行具体安排，因手术有不确定性，所以不确定等待时间的长短，具体手术时间难以精确确定，积极配合医护人员安排，耐心等候手术室及护士的通知。

（6）手术日：术晨按医嘱术前用药，如滴缩瞳或散瞳眼药、静脉输入 20% 甘露醇等；测体温、脉搏、呼吸、血压、血糖，如有异常应及时通知医生。按时观察患者眼部情况，如瞳孔是否散大或缩小、有无红肿等不适症状。告知患者取下发卡、饰物、假牙、手表及其他金属物品，贵重物品交由家属保管。告知女患者勿带妆及将长发梳于一侧或两侧，以保证术中头部平躺。接到手术室通知手术时，首先通知患者入卫生间排空大小便，为患者测量血压及心率，给予患者术前用药，再次核对患者眼部情况，并核对腕带信息、体表标识、安全核查单、植入物票据、术中带药等，护送至手术室；秋冬季节手术室内温度较高，患者衣物无须过厚，最好穿开衫且衣领不宜过高，但在往来手术室途中需注意保暖。

### 2. 术后护理

（1）全麻患者手术后去枕平卧位，头偏向一侧至逐渐清醒，保持呼吸道通畅，以免引起呛咳及麻醉作用引起头痛。禁食水：儿童 4 h 后完全清醒可少量进食水、奶等；成人 6 h 后如可以咳嗽、吐痰可以饮水，8 h 后可以少量进水及食物（特殊情况遵医嘱）。

（2）局麻患者则根据医嘱取卧位，头部少活动，以免影响伤口愈合。

（3）饮食：清淡易消化、富含纤维及维生素软食，补充营养，避免发生便秘，不要进食硬性及辛辣刺激性食物。

（4）休息与活动：规律生活起居，患者注意保暖，切勿着凉感冒。

（5）眼部护理告知：不要用力挤眼，避免眼球受压和碰撞，不要咳嗽或大声说话，起床时不要过猛，防止过度弯腰低头和提取重物以免腹压增加影响伤口愈合。不要自行打开眼部敷料并保持敷料干燥完整，以免伤口感染。术后 2 周内不用流水洗脸，防止眼内溅入污水或进异物，注意眼部卫生。

（6）术后用药：遵医嘱全身及眼局部用药。告知患者手术当日不点眼药，手术第 2 日的早晨医生做暗室检查后，由护士换药并遵医嘱滴眼药。不得自行服用止痛药，以免延误病情；由于手术创口不适及患者精神紧张易引起失眠，应对患者进行心理疏导及安抚，但此时不宜用安定类催眠药物，因其有肌肉松弛作用，会加重前房角狭窄导致眼压升高。

（7）观察：监测眼压，观察有无头痛、眼痛、恶心、呕吐等症状，如出现以上症状应及时通知医生，给予处理。

### 3. 出院指导

（1）药物使用：演示滴眼药的流程及方法（检视患者滴眼药的操作直至达标）。告知滴眼药的注意事项，严格遵医嘱滴眼药或服药，不得自行停药或增减药量，用药后如有不适反应及时就诊。

（2）饮食：以高蛋白，高纤维素，富含维生素、微量元素，易消化食物为宜，如蔬菜、水果、牛奶、瘦肉等，防止便秘。糖尿病及高血压患者需严格控制原发病，合理安排膳食。高血压患者应低盐低脂肪饮食，糖尿病患者应遵循糖尿病饮食。手术后的患者应避免吃刺激性及较硬的食物。有烟酒嗜好者应戒烟限酒。

（3）休息与活动：告知患者按医嘱执行卧位的重要性，如俯卧位、侧卧位、仰卧位等。注意劳逸结合，规律生活起居。适量运动，如散步、打太极拳等。3 个月内不做剧烈运动，避免外伤及酌情乘坐飞机等。

（4）环境与心理护理：居室应定时通风，保持适宜的温度和湿度。保持情绪稳定，避免情绪紧张，保持良好的心理状态和积极健康向上的生活方式。

（5）眼部护理：避免术眼受外力，注意用眼卫生，防止污水、异物进入眼内，不可用力揉眼，不可过度用眼，如长时间看书、看电脑、看电视。

（6）复诊：遵医嘱时间（1 周后及 3 个月内）按时来院复查，如发现异常如眼睛胀痛、头痛、视力明显下降、视物有遮挡等，应及时就诊。

# 第三节　外伤性白内障

## 一、概念

直接或间接性机械损伤作用于晶状体，可使其产生混浊性改变，称作外伤性白内障。

## 二、病因

钝挫伤或冲击伤、眼球穿孔伤、晶状体铁锈、铜锈沉着症、电击性损伤、眼球爆炸伤、碱烧伤等。

## 三、临床表现

视力下降、对比敏感度下降、屈光改变、色觉改变、单眼复视或多视、眩光；存在眼部外伤史，晶状体混浊、水肿，可以是局限混浊或完全混浊，可以是囊膜性的，也可以是皮质性白内障，多发病于单眼。电击伤、雷电损伤引起的一般是双眼白内障。

## 四、治疗原则

### 1. 手术治疗

（1）囊内白内障摘除术：适用于外伤性白内障合并晶状体内非磁性异物、前囊伤口已经闭合者。

（2）囊外白内障摘除术联合人工晶体植入术：适用于眼外伤白内障后囊完整无晶状体移位或者脱位者。

（3）囊外白内障摘除术联合人工晶状体睫状沟缝线固定术：适用于外伤性囊内白内障摘除无晶状体眼者。

### 2. 药物治疗

（1）为控制外伤后眼前节的炎症反应，可应用糖皮质激素、非甾体类抗炎药。

（2）为控制外伤后的眼压情况可应用降眼压药物，如甘露醇、碳酸酐酶抑制剂等。

## 五、手术并发症

（1）角膜水肿：白内障术后的角膜水肿可以发生于角膜各层组织。患者主诉为视力减退和有异物感，上皮水肿继发不规则散光而引起视力减退。高渗剂可以脱去上皮水分，使角膜再次清亮，方便内眼检查。上皮水肿常在数天或数周后消退。致病因素：先前存在的疾病、机械性手术创伤、化学性损伤、术后炎症、所植入人工晶状体的类型和其他因素。治疗：术后早期的角膜水肿可给予糖皮质激素溶液点眼，轻度水肿多在数天内消失，中度水肿数周至3个月内消失。若术后3个月角膜水肿持续存在或有大疱性病变出现，则发生角膜失代偿的可能性很大，应定期做内皮细胞检查，已发生角膜失代偿者，可做穿透性角膜失代偿手术。

（2）术后前房浅：白内障人工晶状体植入术后发生前房浅的原因主要是切口渗漏、瞳孔阻滞、虹膜脱出前粘连、通常伴有眼压变化。最明显和最常见的原因是切口渗漏。常与切口形状相关，囊外摘除术中弧形切口过浅、缝合针距过宽过松可引起缝线间渗漏、隧道切口内切口过短、超声乳化针头发热对巩膜瓣的热损伤，延长了切口愈合时间，也可引起切口渗漏。这些患者的眼压相当低，单纯包扎大多可以恢复，也可手术缝合切口，长时间的切口渗漏或严重炎症所致长期低眼压，可导致浆液性脉络膜脱离，严重时可发生脉络膜出血。术后早期如出现脉络膜脱离，前房继续变浅和继发高眼压，临床上应该考虑做巩膜切开术，用BSS或黏弹剂恢复前房。

（3）继发性青光眼：术后早期继发性青光眼包括一过性高眼压、瞳孔阻滞青光眼、恶性青光眼。其中一过性高眼压最常见，是因为透明质酸钠从眼内全部排出需要7～14天，假如这些黏弹剂在术后未被完全清除，可能会阻塞小梁网孔，从而引起暂时性眼压急剧升高，如果小梁网已经遭损伤，即使少量黏弹剂也可使眼压升高。

（4）术后眼内出血：①术后前房积血与下列因素有关：伤口位置、烧灼程度、使用某些药物如阿司匹林或其他抗凝剂。②脉络膜出血：是一种少见但十分严重的手术并发症，与下列因素有关：a.术中及术后长时间眼压低（如灌注不足、切口渗漏）；b.眼内血管病变（如血管组织变性、坏死、硬化等）；c.高血压及动脉硬化，术中术后血压升高往往是出血的诱因。治疗：查找病因，对症治疗，如：切口渗漏及时缝合，全身用药控制血压在正常水平；给予止血剂减少出血；手术排出积血。

（5）术后眼内炎：眼内炎是指眼球壁的一层或多层及相邻的眼内腔隙的感染性炎症。分为两种情况：一种为过敏性眼内炎；另一种为感染性眼内炎。临床上指视网膜、脉络膜和玻璃体的潜在性破坏性炎症，白内障术后眼内炎是一种严重的并发症，据报道白内障人工晶状体植入术后细菌性眼内炎的发病率为0.1%～0.31%，真菌性眼内炎的发病率最多为0.062%。眼内使用溶液和材料增加了眼内感染的概率，人工晶体、平衡盐液、黏弹剂都有可能受到污染，此外器械消毒剂和手术器械的污染也是眼内炎感染的主要来源。不容忽视的是有相当一部分病例病原菌是位于结膜囊的条件致病菌，因此特别强调术前结膜囊的冲洗消毒和术前各种物品的严格灭菌。病原菌多为革兰阳性菌，约占90%（表皮葡萄球菌最为常见，属于弱致病菌；金黄色葡萄球菌、链球菌是强致病菌），革兰阴性约菌占7%（绿脓杆菌、变形杆菌是强致病菌），真菌约占3%。患者常表现为眼痛及头痛加剧、视力减退、眼分泌物增多、眼红、畏光、眼睑肿胀、角膜水肿、瞳孔对光反射减弱、房水细胞增多、前房内纤维蛋白渗出或前房积脓。诊断：术眼一侧头痛或眼球钝痛，出现脓性分泌物提示存在毒性较强的致病菌。一般眼内炎在术后24～48 h出现，但术后结膜下注射抗生素及糖皮质激素者，眼内炎常延至术后2～5天出现，对术后24 h或48 h疼痛加剧者应考虑为毒性较强的致病菌感染。真菌感染者可在术后2～3周发生，75%的感染者在外伤或术后7天内有明显的临床表现。确定炎症性质最有价值的方法是眼内液微生物的培养。

## 六、围术期护理

### 1. 术前护理

（1）完善各种术前检查：全身检查、眼部检查、其他相关检查（遵医嘱）。

（2）按医嘱应用抗生素眼药水，常规 3～4 次 / 日点眼。

（3）饮食：营养丰富、富含多种维生素、少刺激性、合理搭配，避免便秘。戒除不良嗜好：如吸烟、饮酒和经常喝咖啡、浓茶等。全麻手术者，手术前 1 晚至次日手术前需禁食、禁水 6～8 h（具体时间由护士宣教告之）。局麻患者术日晨可进少量易消化食物，不宜过饱。糖尿病患者注意控制好血糖，适当运动。高血压患者低盐饮食，控制血压在正常范围内。

（4）休息与活动：保证充足睡眠，防止感冒及外伤。练习去枕平卧位、半卧位和俯卧位（玻璃体切割手术患者），为适应手术做准备。幼儿患者尤为注意避免因感冒、发热或外伤磕碰影响手术。

（5）手术前 1 日：协助患者整理个人卫生，沐浴、洗头、剪指甲、更换内衣，穿着清洁舒适患服，男性患者刮胡须，女性患者手术应避开月经期，与患者核对腕带信息及术眼是否与医嘱相符，并给予眼部体表标识，行术前处置，剪睫毛、泪道冲洗、冲洗结膜囊、消毒等。给予患者术前健康宣教，指导患者术中配合及防止咳嗽、打喷嚏的方法是用舌尖顶压上腭或用手指压人中。告知患者：术前充分休息，避免紧张情绪，手术顺序由中心手术室根据病情进行具体安排，因手术有不确定性，所以不确定等待时间的长短，具体手术时间难以精确确定，积极配合医护人员安排，耐心等候手术室及护士的通知。

（6）手术日：术晨按医嘱术前用药，如滴缩瞳或散瞳眼药、静脉输入 20% 甘露醇等；测体温、脉搏、呼吸、血压、血糖，如有异常应及时通知医生。按时观察患者眼部情况，如瞳孔是否散大或缩小、有无红肿等不适症状。告知患者取下发卡、饰物、假牙、手表及其他金属物品，贵重物品交由家属保管。告知女患者勿带妆及将长发梳于一侧或两侧，以保证术中头部平躺。接到手术室通知手术时，首先通知患者入卫生间排空大小便，为患者测量血压及心率，给予患者术前用药，再次核对患者眼部情况，并核对腕带信息、体表标识、安全核查单、植入物票据、术中带药等，护送至手术室；秋冬季节手术室内温度较高，患者衣物无须过厚，最好穿开衫且衣领不宜过高，但在往来手术室途中需注意保暖。

**2. 术后护理**

（1）全麻患者手术后去枕平卧位，头偏向一侧至逐渐清醒，保持呼吸道通畅，以免引起呛咳及麻醉作用引起头痛。禁食水：儿童 4 h 后完全清醒可少量进食水、奶等；成人 6 h 后如可以咳嗽、吐痰可以饮水，8 h 后可以少量进水及食物（特殊情况遵医嘱）。

（2）局麻患者则根据医嘱取卧位，头部少活动，以免影响伤口愈合。

（3）饮食：清淡易消化、富含纤维及维生素软食，补充营养，避免发生便秘，不要进食硬性及辛辣刺激性食物。

（4）休息与活动：规律生活起居，患者注意保暖，切勿着凉感冒。

（5）眼部护理告知：不要用力挤眼，避免眼球受压和碰撞，不要咳嗽或大声说话，起床时不要过猛，防止过度弯腰低头和提取重物以免腹压增加影响伤口愈合。不要自行打开眼部敷料并保持敷料干燥完整，以免伤口感染。术后 2 周内不用流水洗脸，防止眼内溅入污水或进异物，注意眼部卫生。

（6）术后用药：遵医嘱全身及眼局部用药。告知患者手术当日不点眼药，手术第 2 日的早晨医生做暗室检查后，由护士换药并遵医嘱滴眼药。不得自行服用止痛药，以免延误病情；由于手术创口不适及患者精神紧张易引起失眠，应对患者进行心理疏导及安抚，但此时不宜用安定类催眠药物，因其有肌肉松弛作用，会加重前房角狭窄导致眼压升高。

（7）观察：监测眼压，观察有无头痛、眼痛、恶心、呕吐等症状，如出现以上症状应及时通知医生，给予处理。

### 3. 出院指导

（1）药物使用：演示滴眼药的流程及方法（检视患者滴眼药的操作直至达标）。告知滴眼药的注意事项，严格遵医嘱滴眼药或服药。不得自行停药或增减药量，用药后如有不适反应及时就诊。

（2）饮食：以高蛋白，高纤维素，富含维生素、微量元素，易消化食物为宜，如蔬菜、水果、牛奶、瘦肉等，防止便秘。糖尿病及高血压患者需严格控制原发病，合理安排膳食。高血压患者应低盐低脂肪饮食，糖尿病患者应遵循糖尿病饮食。手术后的患者应避免吃刺激性及较硬的食物。有烟酒嗜好者应戒烟限酒。

（3）休息与活动：告知患者按医嘱执行卧位的重要性，如俯卧位、侧卧位、仰卧位等。注意劳逸结合，规律生活起居。适量运动，如散步、打太极拳等。3 个月内不做剧烈运动，避免外伤及酌情乘坐飞机等。

（4）环境与心理护理：居室应定时通风，保持适宜的温度和湿度。保持情绪稳定，避免情绪紧张，保持良好的心理状态和积极健康向上的生活方式。

（5）眼部护理：避免术眼受外力，注意用眼卫生，防止污水、异物进入眼内，不可用力揉眼，不可过度用眼，如长时间看书、看电脑、看电视。

（6）复诊：遵医嘱时间（1 周后及 3 个月内）按时来院复查，如发现异常如眼睛胀痛、头痛、视力明显下降、视物有遮挡等，应及时就诊。

# 第四节　并发性白内障

## 一、概念

由全身或眼局部病变引起的白内障称作并发性白内障。

## 二、病因

并发性白内障是由于眼部疾病而引起的晶状体混浊。眼部炎症或变性性疾病，如葡萄膜炎、视网膜色素变性、视网膜脱离、高度近视、慢性青光眼、眼内肿瘤等疾病都会引起。以虹膜睫状体炎并发白内障最有临床意义，而视网膜色素变性并发白内障在形态学上也极具代表性。随着玻璃体手术的普遍开展，临床上有一种新型的白内障日渐增多，与玻璃体手术相关。

**1. 与眼前节疾病有关的并发性白内障**

虹膜睫状体炎是引起并发性白内障的最常见原因。典型混浊可以发生在晶状体后极部，也常见于前部瞳孔后粘连附近。病变进展缓慢，如果局部炎症得以控制，混浊可长期稳定而不发展。在反复发作的慢性病例中，除广泛瞳孔后粘连外，常合并晶状体黏膜增厚或褶皱，有时在瞳孔区形成纤维血管膜，与晶状体前黏膜紧密粘连，此时却难以观察晶状体的实际情况，如瞳孔区仅仅形成纤维膜而缺少血管成分，则晶状体混浊程度一般较轻。随着病情的进展，混浊程度和范围不断加重和扩大，最终累及整个晶状体。在进展过程中，晶状体内或囊膜可出现结晶状体或钙质沉着，晚期则可出现晶状体皱缩，甚至钙化。

**2. 与眼后节疾病有关的并发性白内障**

后囊膜下混浊可以合并于任何类型的后葡萄膜炎。白内障发展程度很大程度上取决于眼部病变的进展过程。典型的并发性白内障以后极部囊膜下开始，混浊呈小颗粒状和囊泡状，密集成簇，形成类似蜂窝形态的稀松结构，伴随着眼部疾病迟缓的慢性进展过程，这种混浊变化可长期局限于后极部。混浊在轴区向皮质深部发展的同时，沿晶状体纤维向赤道部做辐射方向扩展，其结果形成典型的玫瑰花形、圆盘状或星形混浊形态。此时做裂隙灯检查，可发现完全透明的前皮质、晶状体核及大部分后深皮质，同混浊的层次间有鲜明的界线。混浊呈淡黄色、灰黄色、多彩样反光、蜂窝状稀松结构，以及不规则的星形分布，构成了并发性白内障特有的形态特征。

## 三、临床表现

晶状体发生营养或代谢障碍而变混浊。患者有原发眼病的表现，多为单眼。多为囊膜下混浊，呈玫瑰花瓣状、网状、点状、条状或弥漫性，常有水疱及水裂，后皮质有彩虹样光泽。

## 四、治疗原则

（1）治疗原发病。

（2）手术治疗：对晶状体明显浑浊、已影响工作和生活者，如患眼光定位准备，红绿色觉正常，可进行手术摘除白内障。不同类型葡萄膜炎引起的白内障对手术反应不同，应根据原发病的类型，在眼部炎症得到控制后，手术摘除白内障，应慎重考虑是否植入IOL。手术前后，局部和全身应用糖皮质激素的剂量要大些，时间长些。

## 五、手术并发症

（1）角膜水肿：白内障术后的角膜水肿可以发生于角膜各层组织。患者主诉为视力减退和有异物感，上皮水肿继发不规则散光而引起视力减退。高渗剂可以脱去上皮水分，使角膜再次清亮，方便内眼检查。上皮水肿常在数天或数周后消退。致病因素：先前存在的疾病、机械性手术创伤、化学性损伤、术后炎症、所植入人工晶状体的类型和其他因素。治疗：术后早期的角膜水肿可给予糖皮质激素溶液点眼，轻度水肿多在数天内消失，中度水肿数周至3个月内消失。若术后3个月角膜水肿持续存在或有大疱性病变出现，则发生角膜失代偿的可能性很大，应定期做内皮细胞检查，已发生角膜失代偿者，可做穿透性角膜失代偿手术。

（2）术后前房浅：白内障人工晶状体植入术后发生前房浅的原因主要是切口渗漏、瞳孔阻滞、虹膜脱出前粘连，通常伴有眼压变化。最明显和最常见的原因是切口渗漏。常与切口形状相关，囊外摘除术中弧形切口过浅、缝合针距过宽过松可引起缝线间渗漏、隧道切口内切口过短、超声乳化针头发热对巩膜瓣的热损伤，延长了切口愈合时间，也可引起切口渗漏。这些患者的眼压相当低，单纯包扎大多可以恢复，也可手术缝合切口，长时间的切口渗漏或严重炎症所致长期低眼压，可导致浆液性脉络膜脱离，严重时可发生脉络膜出血。术后早期如出现脉络膜脱离，前房继续变浅和继发高眼压，临床上应该考虑做巩膜切开术，用 BSS 或黏弹剂恢复前房。

（3）继发性青光眼：术后早期继发性青光眼包括一过性高眼压、瞳孔阻滞青光眼、恶性青光眼。其中一过性高眼压最常见，是因为透明质酸钠从眼内全部排出需要 7 ~ 14 天，假如这些黏弹剂在术后未被完全清除，可能会阻塞小梁网孔，从而引起暂时性眼压急剧升高，如果小梁网已经遭损伤，即使少量黏弹剂也可使眼压升高。

（4）术后眼内出血：①术后前房积血与下列因素有关：伤口位置、烧灼程度、使用某些药物如阿司匹林或其他抗凝剂。②脉络膜出血：是一种少见但十分严重的手术并发症，与下列因素有关：a. 术中及术后长时间眼压低（如灌注不足、切口渗漏）；b. 眼内血管病变（如血管组织变性、坏死、硬化等）；c. 高血压及动脉硬化，术中术后血压升高往往是出血的诱因。治疗：查找病因，对症治疗，如：切口渗漏及时缝合，全身用药控制血压在正常水平；给予止血剂减少出血；手术排出积血。

（5）术后眼内炎：眼内炎是指眼球壁的一层或多层及相邻的眼内腔隙的感染性炎症。分为两种情况：一种为过敏性眼内炎；另一种为感染性眼内炎。临床上指视网膜、脉络膜和玻璃体的潜在性破坏性炎症，白内障术后眼内炎是一种严重的并发症，据报道白内障人工晶状体植入术后细菌性眼内炎的发病率为 0.1% ~ 0.31%，真菌性眼内炎的发病率最多为 0.062%。眼内使用溶液和材料增加了眼内感染的概率，人工晶体、平衡盐液、黏弹剂都有可能受到污染，此外器械消毒剂和手术器械的污染也是眼内炎感染的主要来源。不容忽视的是有相当一部分病例病原菌是位于结膜囊的条件致病菌，因此特别强调术前结膜囊的冲洗消毒和术前各种物品的严格灭菌。病原菌多为革兰阳性菌，约占 90%（表皮葡萄球菌最为常见，属于弱致病菌；金黄色葡萄球菌、链球菌是强致病菌），革兰阴性约菌占 7%（绿脓杆菌、变形杆菌是强致病菌），真菌约占 3%。患者常表现为眼痛及头痛加剧、视力减退、眼分泌物增多、眼红、畏光、眼睑肿胀、角膜水肿、瞳孔对光反射减弱、房水细胞增多、前房内纤维蛋白渗出或前房积脓。诊断：术眼一侧头痛或眼球钝痛，出现脓性分泌物提示存在毒性较强的致病菌。一般眼内炎在术后 24 ~ 48 h 出现，但术后结膜下注射抗生素及糖皮质激素者，眼内炎常延至术后 2 ~ 5 天出现，对术后 24 h 或 48 h 疼痛加剧者应考虑为毒性较强的致病菌感染。真菌感染者可在术后 2 ~ 3 周发生，75% 的感染者在外伤或术后 7 天内有明显的临床表现。确定炎症性质最有价值的方法是眼内液微生物的培养。

## 六、围术期护理

### 1. 术前护理

（1）完善各种术前检查：全身检查、眼部检查、其他相关检查（遵医嘱）。

（2）按医嘱应用抗生素眼药水，常规 3 ~ 4 次 / 日点眼。

（3）饮食：营养丰富、富含多种维生素、少刺激性、合理搭配，避免便秘。戒除不良嗜好：如吸烟、饮酒和经常喝咖啡、浓茶等。全麻手术者，手术前 1 晚至次日手术前需禁食、禁水 6 ~ 8 h

（具体时间由护士宣教告之）。局麻患者术日晨可进少量易消化食物，不宜过饱。糖尿病患者注意控制好血糖，适当运动。高血压患者低盐饮食，控制血压在正常范围内。

（4）休息与活动：保证充足睡眠，防止感冒及外伤。练习去枕平卧位、半卧位和俯卧位（玻璃体切割手术患者），为适应手术做准备。幼儿患者尤为注意避免因感冒、发热或外伤磕碰影响手术。

（5）手术前 1 日：协助患者整理个人卫生，沐浴、洗头、剪指甲、更换内衣，穿着清洁舒适患服，男性患者刮胡须，女性患者手术应避开月经期，与患者核对腕带信息及术眼是否与医嘱相符，并给予眼部体表标识，行术前处置，剪睫毛、泪道冲洗、冲洗结膜囊、消毒等。给予患者术前健康宣教，指导患者术中配合及防止咳嗽、打喷嚏的方法是用舌尖顶压上腭或用手指压人中。告知患者：术前充分休息，避免紧张情绪，手术顺序由中心手术室根据病情进行具体安排，因手术有不确定性，所以不确定等待时间的长短，具体手术时间难以精确确定，积极配合医护人员安排，耐心等候手术室及护士的通知。

（6）手术日：术晨按医嘱术前用药，如滴缩瞳或散瞳眼药、静脉输入 20% 甘露醇等；测体温、脉搏、呼吸、血压、血糖，如有异常应及时通知医生。按时观察患者眼部情况，如瞳孔是否散大或缩小、有无红肿等不适症状。告知患者取下发卡、饰物、假牙、手表及其他金属物品，贵重物品交由家属保管。告知女患者勿带妆及将长发梳于一侧或两侧，以保证术中头部平躺。接到手术室通知手术时，首先通知患者入卫生间排空大小便，为患者测量血压及心率，给予患者术前用药，再次核对患者眼部情况，并核对腕带信息、体表标识、安全核查单、植入物票据、术中带药等，护送至手术室；秋冬季节手术室内温度较高，患者衣物无须过厚，最好穿开衫且衣领不宜过高，但在往来手术室途中需注意保暖。

2. 术后护理

（1）全麻患者手术后去枕平卧位，头偏向一侧至逐渐清醒，保持呼吸道通畅，以免引起呛咳及麻醉作用引起头痛。禁食水：儿童 4 h 后完全清醒可少量进食水、奶等；成人 6 h 后如可以咳嗽、吐痰可以饮水，8 h 后可以少量进水及食物（特殊情况遵医嘱）。

（2）局麻患者则根据医嘱取卧位，头部少活动，以免影响伤口愈合。

（3）饮食：清淡易消化、富含纤维及维生素软食，补充营养，避免发生便秘，不要进食硬性及辛辣刺激性食物。

（4）休息与活动：规律生活起居，患者注意保暖，切勿着凉感冒。

（5）眼部护理告知：不要用力挤眼，避免眼球受压和碰撞，不要咳嗽或大声说话，起床时不要过猛，防止过度弯腰低头和提取重物以免腹压增加影响伤口愈合。不要自行打开眼部敷料并保持敷料干燥完整，以免伤口感染。术后 2 周内不用流水洗脸，防止眼内溅入污水或进异物，注意眼部卫生。

（6）术后用药：遵医嘱全身及眼局部用药。告知患者手术当日不点眼药，手术第 2 日的早晨医生做暗室检查后，由护士换药并遵医嘱滴眼药。不得自行服用止痛药，以免延误病情；由于手术创口不适及患者精神紧张易引起失眠，应对患者进行心理疏导及安抚，但此时不宜用安定类催眠药物，因其有肌肉松弛作用，会加重前房角狭窄导致眼压升高。

（7）观察：监测眼压，观察有无头痛、眼痛、恶心、呕吐等症状，如出现以上症状应及时通知医生，给予处理。

3. 出院指导

（1）药物使用：演示滴眼药的流程及方法（检视患者滴眼药的操作直至达标）。告知滴眼药的注意事项，严格遵医嘱滴眼药或服药。不得自行停药或增减药量，用药后如有不适反应及时就诊。

（2）饮食：以高蛋白，高纤维素，富含维生素、微量元素，易消化食物为宜，如蔬菜、水果、牛奶、瘦肉等，防止便秘。糖尿病及高血压患者需严格控制原发病，合理安排膳食。高血压患者应低盐低脂肪饮食，糖尿病患者应遵循糖尿病饮食。手术后的患者应避免吃刺激性及较硬的食物。有烟酒嗜好者应戒烟限酒。

（3）休息与活动：告知患者按医嘱执行卧位的重要性，如俯卧位、侧卧位、仰卧位等。注意劳逸结合，规律生活起居。适量运动，如散步、打太极拳等。3 个月内不做剧烈运动，避免外伤及酌情乘坐飞机等。

（4）环境与心理护理：居室应定时通风，保持适宜的温度和湿度。保持情绪稳定，避免情绪紧张，保持良好的心理状态和积极健康向上的生活方式。

（5）眼部护理：避免术眼受外力，注意用眼卫生，防止污水、异物进入眼内，不可用力揉眼，不可过度用眼，如长时间看书、看电脑、看电视。

（6）复诊：遵医嘱时间（1 周后及 3 个月内）按时来院复查，如发现异常如眼睛胀痛、头痛、视力明显下降、视物有遮挡等，应及时就诊。

## 第五节　代谢性白内障

### 一、概念

许多全身疾病，特别是内分泌障碍性疾病，多合并不同类型的白内障，称为代谢性白内障。

### 二、病因

（1）糖尿病性白内障：一般来说，以中青年糖尿病患者发病率最高。而对于中年以后发生的糖尿病性白内障，很难在糖尿病因素和老年因素之间做出准确鉴别。但在形态学上有很多证据支持这种现象，糖尿病因素可以使老年性白内障提早出现或加速其发展。

（2）半乳糖性白内障：与半乳糖代谢异常相关。半乳糖和葡萄糖同为乳糖的代谢产物，半乳糖在半乳糖酶催化下变成1–磷酸半乳糖，后者在磷酸半乳糖尿苷转移酶的催化下，同尿苷二磷酸葡萄糖反应。典型的半乳糖血症是由于半乳糖尿苷转移酶缺乏引起的，此酶缺乏，阻碍半乳糖衍生物向葡萄糖衍生物正常转化，在醛糖还原酶催化下，通过旁路代谢形成甜醇，不能通过细胞膜引起晶状体纤维渗透肿胀，从而导致晶状体水化、混浊。据统计，妊娠妇女此酶缺乏时，如果对半乳糖不加限制，则75%的婴儿将合并白内障，患病新生儿最初几天内用裂隙灯即可见白内障形成，且可以是本病最早期症状。典型的半乳糖性白内障是在前后囊膜下出现簇状分布的水滴样混浊，如不进行全身治疗，混浊范围逐渐扩大并加重，最后形成板层白内障。

（3）低钙性白内障：常合并婴儿期肌强直、甲状旁腺功能不全，或其他年龄组的佝偻病。肌强直是一种遗传性退行性病变，其发病可能与多种内分泌功能失调相关。而甲状旁腺功能不全引起的晶状体变化，主要出现于甲状旁腺摘除后引起的明显手足抽搐症患者。两者形态上有共同特点，在囊膜下散在或密集分布点状混浊，有时夹杂天蓝色结晶样反光的颗粒，而对于搐搦性白内障病例，所谓的皮质浅层出现形似鱼骨样的辐射状条纹混浊，更具特点。

（4）营养障碍性白内障：指晶状体混浊性变化与特定的营养成分缺乏直接相关，微量元素铁、铜、锌、锰、硒是各种抗氧化酶的成分。维生素$B_2$是FAD辅助因子的前提，是GR酶的必需部分，在实验性维生素$B_2$缺乏症中可以发现白内障，维生素C是水溶性抗氧化剂，维生素E和胡萝卜素是亲脂性抗氧化剂。建议常规补充一些维生素E和维生素C，对于确保晶状体免受氧化损伤是有益的。

（5）Wilson病合并晶状体混浊：即肝豆状核变性，临床上非常罕见。本病是由于进行性的铜代谢障碍引起的脑内基底节的壳核和豆状核软化变性，常合并肝硬化。角膜色素环为本病眼部特征性改变之一。

（6）其他代谢疾病引起的白内障：除以上情况外，还有许多代谢性疾病可以引起白内障，其中大多数以综合形式出现。

## 三、临床表现

视力下降、视物模糊、眼前出现黑点、色觉改变、屈光改变、出现复视、对比敏感度下降，可并发眼外肌麻痹等疾病。

## 四、治疗原则

手术治疗。

## 五、手术并发症

（1）角膜水肿：白内障术后的角膜水肿可以发生于角膜各层组织。患者主诉为视力减退和有异物感，上皮水肿继发不规则散光而引起视力减退。高渗剂可以脱去上皮水分，使角膜再次清亮，方便内眼检查。上皮水肿常在数天或数周后消退。致病因素：先前存在的疾病、机械性手术创伤、化学性损伤、术后炎症、所植入人工晶状体的类型和其他因素。治疗：术后早期的角膜水肿科给予糖皮质激素溶液点眼，轻度水肿多在数天内消失，中度水肿数周至3个月内消失。若术后3个月角膜水肿持续存在或有大疱性病变出现，则发生角膜失代偿的可能性很大，应定期做内皮细胞检查，已发生角膜失代偿者，可做穿透性角膜失代偿手术。

（2）术后前房浅：白内障人工晶状体植入术后发生前房浅的原因主要是切口渗漏、瞳孔阻滞、虹膜脱出前粘连，通常伴有眼压变化。最明显和最常见的原因是切口渗漏。常与切口形状相关，囊外摘除术中弧形切口过浅、缝合针距过宽过松可引起缝线间渗漏、隧道切口内切口过短、超声乳化针头发热对巩膜瓣的热损伤，延长了切口愈合时间，也可引起切口渗漏。这些患者的眼压相当低，单纯包扎大多可以恢复，也可手术缝合切口，长时间的切口渗漏或严重炎症所致长期低眼压，可导致浆液性脉络膜脱离，严重时可发生脉络膜出血。术后早期如出现脉络膜脱离，前房继续变浅和继发高眼压，临床上应该考虑做巩膜切开术，用 BSS 或黏弹剂恢复前房。

（3）继发性青光眼：术后早期继发性青光眼包括一过性高眼压、瞳孔阻滞青光眼、恶性青光眼。其中一过性高眼压最常见，是因为透明质酸钠从眼内全部排出需要 7 ~ 14 天，假如这些黏弹剂在术后未被完全清除，可能会阻塞小梁网孔，从而引起暂时性眼压急剧升高，如果小梁网已经遭损伤，即使少量黏弹剂也可使眼压升高。

（4）术后眼内出血：①术后前房积血与下列因素有关：伤口位置、烧灼程度、使用某些药物如阿司匹林或其他抗凝剂。②脉络膜出血：是一种少见但十分严重的手术并发症，与下列因素有关：a. 术中及术后长时间眼压低（如灌注不足、切口渗漏）；b. 眼内血管病变（如血管组织变性、坏死、硬化等）；c. 高血压及动脉硬化，术中术后血压升高往往是出血的诱因。治疗：查找病因，对症治疗，如：切口渗漏及时缝合，全身用药控制血压在正常水平；给予止血剂减少出血；手术排出积血。

（5）术后眼内炎：眼内炎是指眼球壁的一层或多层及相邻的眼内腔隙的感染性炎症。分为两种情况：一种为过敏性眼内炎；另一种为感染性眼内炎。临床上指视网膜、脉络膜和玻璃体的潜在性破坏性炎症，白内障术后眼内炎是一种严重的并发症，据报道白内障人工晶状体植入术后细菌性眼内炎的发病率为 0.1% ~ 0.31%，真菌性眼内炎的发病率最多为 0.062%。眼内使用溶液和材料增加了眼内感染的概率，人工晶状体、平衡盐液、黏弹剂都有可能受到污染，此外器械消毒剂和手术器械的污染也是眼内炎感染的主要来源。不容忽视的是有相当一部分病例病原菌是位于结膜囊的条件致病菌，因此特别强调术前结膜囊的冲洗消毒和术前各种物品的严格灭菌。病原菌多为革兰阳性菌，约占 90%（表皮葡萄球菌最为常见，属于弱致病菌；金黄色葡萄球菌、链球菌是强致病菌），革兰阴性约菌占 7%（绿脓杆菌、变形杆菌是强致病菌），真菌约占 3%。患者常表现为眼痛及头痛加剧、视力减退、眼分泌物增多、眼红、畏光、眼睑肿胀、角膜水肿、瞳孔对光反射减弱、房水细胞增多、前房内纤维蛋白渗出或前房积脓。诊断：术眼一侧头痛或眼球钝痛，出现脓性分泌物提示存在毒性较强的致病菌。一般眼内炎在术后 24～48 h 出现，但术后结膜下注射抗生素及糖皮质激素者，眼内炎常延至术后 2～5 天出现，对术后 24 h 或 48 h 疼痛加剧者应考虑为毒性较强的致病菌感染。真菌感染者可在术后 2～3 周发生，75% 的感染者在外伤或术后 7 天内有明显的临床表现。确定炎症性质最有价值的方法是眼内液微生物的培养。

## 六、围术期护理

### 1. 术前护理

（1）完善各种术前检查：全身检查、眼部检查、其他相关检查（遵医嘱）。

（2）按医嘱应用抗生素眼药水，常规 3～4 次 / 日点眼。

（3）饮食：营养丰富、富含多种维生素、少刺激性、合理搭配，避免便秘。戒除不良嗜好：如吸烟、饮酒和经常喝咖啡、浓茶等。全麻手术者，手术前 1 晚至次日手术前需禁食、禁水 6～8 h（具体时间由护士宣教告之）。局麻患者术日晨可进少量易消化食物，不宜过饱。糖尿病患者注意控制好血糖，适当运动。高血压患者低盐饮食，控制血压在正常范围内。

（4）休息与活动：保证充足睡眠，防止感冒及外伤。练习去枕平卧位、半卧位和俯卧位（玻璃体切割手术患者），为适应手术做准备。幼儿患者尤为注意避免因感冒、发热或外伤磕碰影响手术。

（5）手术前 1 日：协助患者整理个人卫生，沐浴、洗头、剪指甲、更换内衣，穿着清洁舒适患服，男性患者刮胡须，女性患者手术应避开月经期，与患者核对腕带信息及术眼是否与医嘱相符，并给予眼部体表标识，行术前处置，剪睫毛、泪道冲洗、冲洗结膜囊、消毒等。给予患者术前健康宣教，指导患者术中配合及防止咳嗽、打喷嚏的方法是用舌尖顶压上腭或用手指压人中。告知患者：术前充分休息，避免紧张情绪，手术顺序由中心手术室根据病情进行具体安排，因手术有不确定性，所以不确定等待时间的长短，具体手术时间难以精确确定，积极配合医护人员安排，耐心等候手术室及护士的通知。

（6）手术日：术晨按医嘱术前用药，如滴缩瞳或散瞳眼药、静脉输入 20% 甘露醇等；测体温、脉搏、呼吸、血压、血糖，如有异常应及时通知医生。按时观察患者眼部情况，如瞳孔是否散大或缩小、有无红肿等不适症状。告知患者取下发卡、饰物、假牙、手表及其他金属物品，贵重物品交由家属保管。告知女患者勿带妆及将长发梳于一侧或两侧，以保证术中头部平躺。接到手术室通知手术时，首先通知患者入卫生间排空大小便，为患者测量血压及心率，给予患者术前用药，再次核对患者眼部情况，并核对腕带信息、体表标识、安全核查单、植入物票据、术中带药等，护送至手术室；秋冬季节手术室内温度较高，患者衣物无须过厚，最好穿开衫且衣领不宜过高，但在往来手术室途中需注意保暖。

**2. 术后护理**

（1）全麻患者手术后去枕平卧位，头偏向一侧至逐渐清醒，保持呼吸道通畅，以免引起呛咳及麻醉作用引起头痛。禁食水：儿童 4 h 后完全清醒可少量进食水、奶等；成人 6 h 后如可以咳嗽、吐痰可以饮水，8 h 后可以少量进水及食物（特殊情况遵医嘱）。

（2）局麻患者则根据医嘱取卧位，头部少活动，以免影响伤口愈合。

（3）饮食：清淡易消化、富含纤维及维生素软食，补充营养，避免发生便秘，不要进食硬性及辛辣刺激性食物。

（4）休息与活动：规律生活起居，患者注意保暖，切勿着凉感冒。

（5）眼部护理告知：不要用力挤眼，避免眼球受压和碰撞，不要咳嗽或大声说话，起床时不要过猛，防止过度弯腰低头和提取重物以免腹压增加影响伤口愈合。不要自行打开眼部敷料并保持敷料干燥完整，以免伤口感染。术后 2 周内不用流水洗脸，防止眼内溅入污水或进异物，注意眼部卫生。

（6）术后用药：遵医嘱全身及眼局部用药。告知患者手术当日不点眼药，手术第 2 日的早晨医生做暗室检查后，由护士换药并遵医嘱滴眼药。不得自行服用止痛药，以免延误病情；由于手术创口不适及患者精神紧张易引起失眠，应对患者进行心理疏导及安抚，但此时不宜用安定类催眠药物，因其有肌肉松弛作用，会加重前房角狭窄导致眼压升高。

（7）观察：监测眼压，观察有无头痛、眼痛、恶心、呕吐等症状，如出现以上症状应及时通知医生，给予处理。

**3. 出院指导**

（1）药物使用：演示滴眼药的流程及方法（检视患者滴眼药的操作直至达标）。告知滴眼药的注意事项，严格遵医嘱滴眼药或服药，不得自行停药或增减药量，用药后如有不适反应及时就诊。

（2）饮食：以高蛋白，高纤维素，富含维生素、微量元素，易消化食物为宜，如蔬菜、水果、牛奶、瘦肉等，防止便秘。糖尿病及高血压患者需严格控制原发病，合理安排膳食。高血压患者应低盐低脂肪饮食，糖尿病患者应遵循糖尿病饮食。手术后的患者应避免吃刺激性及较硬的食物。有烟酒嗜好者应戒烟限酒。

（3）休息与活动：告知患者按医嘱执行卧位的重要性，如俯卧位、侧卧位、仰卧位等。注意劳逸结合，规律生活起居。适量运动，如散步、打太极拳等。3 个月内不做剧烈运动，避免外伤及酌情乘坐飞机等。

（4）环境与心理护理：居室应定时通风，保持适宜的温度和湿度。保持情绪稳定，避免情绪紧张，保持良好的心理状态和积极健康向上的生活方式。

（5）眼部护理：避免术眼受外力，注意用眼卫生，防止污水、异物进入眼内，不可用力揉眼，不可过度用眼，如长时间看书、看电脑、看电视。

（6）复诊：遵医嘱时间（1 周后及 3 个月内）按时来院复查，如发现异常如眼睛胀痛、头痛、视力明显下降、视物有遮挡等，应及时就诊。

## 第六节　中毒性白内障

### 一、概念

中毒性白内障是指局部或全身用药以及毒性物质或辐射接触时间过长或强度过高诱发晶状体混浊，产生白内障。

### 二、病因

长期应用或接触对晶状体有毒性的药物或者化学物质，如糖皮质激素、毒毛花苷、氯丙嗪、抗肿瘤药物、缩瞳剂以及苯及其化合物等；X 线、紫外线、红外线、电离辐射等。

## 三、临床表现

双眼受累，双眼视力减退，视物模糊，晶状体有不同形态和部位的混浊。发生时间距离中毒时间较长，可达数月至数年，一旦发生，进展颇为迅速。出现其他并发症时合并的症状，有糖皮质激素性白内障，同时可能合并激素性青光眼，伴随的症状常见为眼压高、眼球胀痛、视物范围缩小等。

## 四、治疗原则

中毒性白内障的治疗目前尚无疗效肯定的药物，首先要远离并避免接触毒物，远离放射源。一旦发现药物或毒性物质引起晶状体混浊，应立即停药或根据病情逐步减量至停药。早期白内障可先应用药物治疗，对于糖皮质激素性白内障可口服阿司匹林。如果影响到视功能，手术是治疗中毒性白内障最基本、最有效的方法。目前主要采用白内障超声乳化联合人工晶状体植入术。

## 五、手术并发症

（1）角膜水肿：白内障术后的角膜水肿可以发生于角膜各层组织。患者主诉为视力减退和有异物感，上皮水肿继发不规则散光而引起视力减退。高渗剂可以脱去上皮水分，使角膜再次清亮，方便内眼检查。上皮水肿常在数天或数周后消退。致病因素：先前存在的疾病、机械性手术创伤、化学性损伤、术后炎症、所植入人工晶状体的类型和其他因素。治疗：术后早期的角膜水肿科给予糖皮质激素溶液点眼，轻度水肿多在数天内消失，中度水肿数周至3个月内消失。若术后3个月角膜水肿持续存在或有大疱性病变出现，则发生角膜失代偿的可能性很大，应定期做内皮细胞检查，已发生角膜失代偿者，可做穿透性角膜失代偿手术。

（2）术后前房浅：白内障人工晶状体植入术后发生前房浅的原

因主要是切口渗漏、瞳孔阻滞、虹膜脱出前粘连，通常伴有眼压变化。最明显和最常见的原因是切口渗漏。常与切口形状相关，囊外摘除术中弧形切口过浅、缝合针距过宽过松可引起缝线间渗漏、隧道切口内切口过短、超声乳化针头发热对巩膜瓣的热损伤，延长了切口愈合时间，也可引起切口渗漏。这些患者的眼压相当低，单纯包扎大多可以恢复，也可手术缝合切口，长时间的切口渗漏或严重炎症所致长期低眼压，可导致浆液性脉络膜脱离，严重时可发生脉络膜出血。术后早期如出现脉络膜脱离，前房继续变浅和继发高眼压，临床上应该考虑做巩膜切开术，用 BSS 或黏弹剂恢复前房。

（3）继发性青光眼：术后早期继发性青光眼包括一过性高眼压、瞳孔阻滞青光眼、恶性青光眼。其中一过性高眼压最常见，是因为透明质酸钠从眼内全部排出需要 7 ~ 14 天，假如这些黏弹剂在术后未被完全清除，可能会阻塞小梁网孔，从而引起暂时性眼压急剧升高，如果小梁网已经遭损伤，即使少量黏弹剂也可使眼压升高。

（4）术后眼内出血：①术后前房积血与下列因素有关：伤口位置、烧灼程度、使用某些药物如阿司匹林或其他抗凝剂。②脉络膜出血：是一种少见但十分严重的手术并发症，与下列因素有关：a. 术中及术后长时间眼压低（如灌注不足、切口渗漏）；b. 眼内血管病变（如血管组织变性、坏死、硬化等）；c. 高血压及动脉硬化，术中术后血压升高往往是出血的诱因。治疗：查找病因，对症治疗，如：切口渗漏及时缝合，全身用药控制血压在正常水平；给予止血剂减少出血；手术排出积血。

（5）术后眼内炎：眼内炎是指眼球壁的一层或多层及相邻的眼内腔隙的感染性炎症。分为两种情况：一种为过敏性眼内炎；另一种为感染性眼内炎。临床上指视网膜、脉络膜和玻璃体的潜在性破坏性炎症，白内障术后眼内炎是一种严重的并发症，据报道白内障人工晶状体植入术后细菌性眼内炎的发病率为 0.1% ~ 0.31%，真菌性眼内炎的发病率最多为0.062%。眼内使用溶液和材料增加了眼内感染的概率，人工晶状体、平衡盐液、黏弹剂都有可能受到污染，此外器械消毒剂和手术器械的污染也是眼内炎感染的主要来源。不容忽视的是有相当一部分病例病原菌是位于结膜囊的条件致病菌，因此特别强调术前结膜囊的冲洗消毒和术前各种物品的严格灭菌。病原菌多为革兰阳性菌，约占90%（表皮葡萄球菌最为常见，属于弱致病菌；金黄色葡萄球菌、链球菌是强致病菌），革兰阴性约菌占7%（绿脓杆菌、变形杆菌是强致病菌），真菌约占3%。患者常表现为眼痛及头痛加剧、视力减退、眼分泌物增多、眼红、畏光、眼睑肿胀、角膜水肿、瞳孔对光反射减弱、房水细胞增多、前房内纤维蛋白渗出或前房积脓。诊断：术眼一侧头痛或眼球钝痛，出现脓性分泌物提示存在毒性较强的致病菌。一般眼内炎在术后24～48 h出现，但术后结膜下注射抗生素及糖皮质激素者，眼内炎常延至术后2～5天出现，对术后24 h或48 h疼痛加剧者应考虑为毒性较强的致病菌感染。真菌感染者可在术后2～3周发生，75%的感染者在外伤或术后7天内有明显的临床表现。确定炎症性质最有价值的方法是眼内液微生物的培养。

## 六、围术期护理

### 1. 术前护理

（1）完善各种术前检查：全身检查、眼部检查、其他相关检查（遵医嘱）。

（2）按医嘱应用抗生素眼药水，常规3～4次/日点眼。

（3）饮食：营养丰富、富含多种维生素、少刺激性、合理搭配，避免便秘。戒除不良嗜好：如吸烟、饮酒和经常喝咖啡、浓茶等。全麻手术者，手术前一晚至次日手术前需禁食、禁水6～8 h（具体时间由护士宣教告之）。局麻患者术日晨可进少量易消化食物，不宜过饱。糖尿病患者注意控制好血糖，适当运动。高血压患者低盐饮食，控制血压在正常范围内。

（4）休息与活动：保证充足睡眠，防止感冒及外伤。练习去枕平卧位、半卧位和俯卧位（玻璃体切割手术患者），为适应手术做准备。幼儿患者尤为注意避免因感冒、发热或外伤磕碰影响手术。

（5）手术前 1 日：协助患者整理个人卫生，沐浴、洗头、剪指甲、更换内衣，穿着清洁舒适患服，男性患者刮胡须，女性患者手术应避开月经期，与患者核对腕带信息及术眼是否与医嘱相符，并给予眼部体表标识，行术前处置，剪睫毛、泪道冲洗、冲洗结膜囊、消毒等。给予患者术前健康宣教，指导患者术中配合及防止咳嗽、打喷嚏的方法是用舌尖顶压上腭或用手指压人中。告知患者：术前充分休息，避免紧张情绪，手术顺序由中心手术室根据病情进行具体安排，因手术有不确定性，所以不确定等待时间的长短，具体手术时间难以精确确定，积极配合医护人员安排，耐心等候手术室及护士的通知。

（6）手术日：术晨按医嘱术前用药，如滴缩瞳或散瞳眼药、静脉输入 20% 甘露醇等；测体温、脉搏、呼吸、血压、血糖，如有异常应及时通知医生。按时观察患者眼部情况，如瞳孔是否散大或缩小、有无红肿等不适症状。告知患者取下发卡、饰物、假牙、手表及其他金属物品，贵重物品交由家属保管。告知女患者勿带妆及将长发梳于一侧或两侧，以保证术中头部平躺。接到手术室通知手术时，首先通知患者入卫生间排空大小便，为患者测量血压及心率，给予患者术前用药，再次核对患者眼部情况，并核对腕带信息、体表标识、安全核查单、植入物票据、术中带药等，护送至手术室；秋冬季节手术室内温度较高，患者衣物无须过厚，最好穿开衫且衣领不宜过高，但在往来手术室途中需注意保暖。

**2. 术后护理**

（1）全麻患者手术后去枕平卧位，头偏向一侧至逐渐清醒，保持呼吸道通畅，以免引起呛咳及麻醉作用引起头痛。禁食水：儿童 4 h 后完全清醒可少量进食水、奶等；成人 6 h 后如可以咳嗽、吐痰可以饮水，8 h 后可以少量进水及食物（特殊情况遵医嘱）。

（2）局麻患者则根据医嘱取卧位，头部少活动，以免影响伤口愈合。

（3）饮食：清淡易消化、富含纤维及维生素软食，补充营养，避免发生便秘，不要进食硬性及辛辣刺激性食物。

（4）休息与活动：规律生活起居，患者注意保暖，切勿着凉感冒。

（5）眼部护理告知：不要用力挤眼，避免眼球受压和碰撞，不要咳嗽或大声说话，起床时不要过猛，防止过度弯腰低头和提取重物，以免腹压增加影响伤口愈合。不要自行打开眼部敷料并保持敷料干燥完整，以免伤口感染。术后 2 周内不用流水洗脸，防止眼内溅入污水或进异物，注意眼部卫生。

（6）术后用药：遵医嘱全身及眼局部用药。告知患者手术当日不点眼药，手术第 2 日的早晨医生做暗室检查后，由护士换药并遵医嘱滴眼药。不得自行服用止痛药，以免延误病情；由于手术创口不适及患者精神紧张易引起失眠，应对患者进行心理疏导及安抚，但此时不宜用安定类催眠药物，因其有肌肉松弛作用，会加重前房角狭窄，导致眼压升高。

（7）观察：监测眼压，观察有无头痛、眼痛、恶心、呕吐等症状，如出现以上症状应及时通知医生，给予处理。

**3. 出院指导**

（1）药物使用：演示滴眼药的流程及方法（检视患者滴眼药的操作直至达标）。告知滴眼药的注意事项，严格遵医嘱滴眼药或服药，不得自行停药或增减药量，用药后如有不适反应及时就诊。

（2）饮食：以高蛋白，高纤维素，富含维生素、微量元素，易消化食物为宜，如蔬菜、水果、牛奶、瘦肉等，防止便秘。糖尿病及高血压患者需严格控制原发病，合理安排膳食。高血压患者应低盐低脂肪饮食，糖尿病患者应遵循糖尿病饮食。手术后的患者应避免吃刺激性及较硬的食物。有烟酒嗜好者应戒烟限酒。

（3）休息与活动：告知患者按医嘱执行卧位的重要性，如俯卧位、侧卧位、仰卧位等。注意劳逸结合，规律生活起居。适量运动，如散步、打太极拳等。3 个月内不做剧烈运动，避免外伤及酌情乘坐飞机等。

（4）环境与心理护理：居室应定时通风，保持适宜的温度和湿度。保持情绪稳定，避免情绪紧张，保持良好的心理状态和积极健康向上的生活方式。

（5）眼部护理：避免术眼受外力，注意用眼卫生，防止污水、异物进入眼内，不可用力揉眼，不可过度用眼，如长时间看书、看电脑、看电视。

（6）复诊：遵医嘱时间（1 周后及 3 个月内）按时来院复查，如发现异常如眼睛胀痛、头痛、视力明显下降、视物有遮挡等，应及时就诊。

## 第七节　后发性白内障

### 一、概念

后发性白内障指白内障手术摘除后，或外伤性白内障部分吸收后，在瞳孔区残留晶状体皮质或形成纤维机化膜的特殊形态。

### 二、病因

后囊膜混浊（PCO）的结构与形态十分复杂，主要与术后残留皮质的多少、后囊膜是否存在或完整以及术后炎症反应的严重程度相关。

## 三、临床表现

（1）矫正视力差。

（2）后囊膜混浊并有厚薄不等的白色机化组织，可有虹膜后粘连。

（3）视力障碍程度取决于机化膜的厚度。

## 四、治疗原则

YAG 激光后囊膜切开术是唯一提高视力治疗的方法。对于后发性白内障发病时间长、混浊的后囊膜明显增厚、激光不能切开者，需要通过手术剪除混浊的后囊膜。一般来说，囊外手术后白内障的发生率明显较囊内摘除术更高。据统计，囊外白内障摘除术后 3～6 个月，后囊膜混浊发生率高达 30%～60%。现代白内障手术技术已经明显地减少了这种并发症的发生率。有资料表明，随着现代手术技术和人工晶状体材料的改进，YAG 激光后囊膜切开术的比例在下降。

临床上，视力障碍程度并不总是与 PCO 程度呈正相关，许多患者通过裂隙灯检查证实有严重的 PCO，但患者主诉很少或没有视力障碍，这些患者没有必要进行治疗，而另一些患者自觉症状严重，但仅有很轻的后囊膜混浊或牵拉性皱褶，这些患者则需要做后囊膜切开术。

# 第三章
# 相关知识

# 第一节 常见患者问题

**1. 黑眼球色泽变白是否就是白内障？**

答案是不一定。我们日常所说的“黑眼球”实则是从正面观察时，眼睛中央呈现黑色的区域。这层区域最外层为角膜，其后则是眼内复杂的结构。对于患有严重白内障的眼球，从正面看，“黑眼球”的中央部分确实会显得发白。然而，造成黑眼球色泽发白的疾病并不局限于白内障，常见的还可以有角膜白斑、眼内炎、Coats病、早产儿视网膜病变、视网膜母细胞瘤、弓蛔线虫病、无晶状体眼视网膜脱离等。

**2. 视力下降就一定是白内障吗？**

当发生白内障时，患者通常会有视力模糊、视力下降等不适感。起初，可能只是轻微的视物不清，但随着时间的推移，这种症状会逐渐加重，最后可能只能勉强分辨光亮，而无法清晰看到物体。然而，视力模糊或无法看见物体，并不一定就是白内障，因为还有许多其他眼部疾病也能导致类似的视力下降症状。常见的有老年性黄斑变性、近视性黄斑变性、特发性黄斑裂孔、特发性黄斑视网膜前膜、视网膜脱离、视网膜色素变性、前部缺血性视神经病变、中心性浆液性脉络膜视网膜病变、糖尿病性视网膜病变、高血压性视网膜病变、视网膜静脉阻塞、视网膜静脉周围炎、玻璃体积血、视神经乳头炎、颅内病变、角膜病变、中心性渗出性脉络膜视网膜病变、青光眼、中间葡萄膜炎、脉络膜炎等。

**3. 白内障患者一定会失明吗？**

在探讨白内障与失明的关系时，我们首先要明确的是，并非所有白内障都会发展到严重损伤视力的程度。实际上，有相当一部分白内障病变在患者生命的最后阶段，仍稳定在轻度影响视力的水平。即使白内障变得严重，我们也不必过于过于惊慌，因为它并非绝症，也不具备传染性。随着科技的进步，医疗仪器及技术的进一步发展，如接受超声乳化吸除术 + 人工晶状体植入术，大多数白内障患者都能够恢复较为满意的视力。

然而，值得注意的是，若白内障患者同时患有其他严重损伤视力的眼部疾病，如青光眼、葡萄膜炎、糖尿病性视网膜病变或视网膜脱离等，且未能得到及时有效的治疗，那么患者可能会面临失明的风险。

**4. 白内障一定要马上治疗吗?**

许多人是在常规体检中，被医生提醒您已经患有白内障了，但实际上，大部分这样的情况其实只是轻微的晶状体混浊，视力水平可能仍然保持在 0.8，甚至 1.0 左右。根据世界卫生组织的定义，这样的状况并未达到“白内障”的标准。因此，在这种情况下，通常不建议立即进行手术治疗。然而，当视力明显下降，或虽有小幅下降，但已明显影响日常生活和工作时，再经过医生的诊断，确诊为白内障并且适宜手术，那么在充分准备的前提下，可以进行手术治疗。

**5. 视力不下降就是没有白内障吗?**

在讨论眼睛健康时，一个常见的误区是认为视力未下降即意味着没有白内障。然而，我们必须了解，晶状体的透明度变化实际上是诊断白内障的重要依据。从广义的角度看，晶状体内出现的任何形式的混浊，都可以称作白内障，因为绝对完全透明的晶状体在现实中是不存在的。视力障碍程度和晶状体的混浊程度与混浊所在位置相关。周边的或局部的晶状体混浊没有发展到晶状体中央或没有影响到视轴的，可以对视力没有影响，但是因此诊断的白内障对临床并无意义。

因此，视力不下降不等于没有白内障，有了白内障也可以不影响视力。所以在白内障发展过程中，定时定量监测晶状体混浊变化规律，对发现白内障病因、判断及治疗都有重要的意义。

### 6. 白内障引起的视力下降和其他眼病引起的视力下降有哪些不同？

对于白内障引起的视力下降，其特点是视力的逐步衰退和视物模糊。除了外伤性白内障外，大多数情况是无痛且逐渐发展的。视力的受损程度及模糊感主要取决于晶状体的混浊程度及混浊所在位置。远离视轴的晶状体周边部的混浊对视力无明显影响，而在晶状体后板部的微小混浊都可以严重影响视力。

相较之下，其他眼部疾病如青光眼、视网膜脱离、视网膜血管及脉络膜疾病、视神经疾病等引发的视力下降可能是突然发生的。这类视力减退对视力的影响更为显著，部分情况下甚至可能伴随疼痛感。

### 7. 当被诊断为白内障后，出现哪些眼部不适时需立即进行急诊治疗？

当患者被诊断为白内障后，通常只需关注其视力变化并定期进行门诊随访。然而，以下几种情况的出现，则提示着可能需要立即进行急诊治疗：

（1）青光眼急性发作：此时患者出现眼胀痛、头痛，看灯光时会出现彩色光圈，严重时出现恶心、呕吐、视力急剧下降。

（2）葡萄膜炎：临床表现为眼睑肿胀、角膜水肿、角膜后片状沉着物堆积、瞳孔与晶状体广泛粘连，患者感到眼痛、眼红、视力进一步下降。这些均需要尽快到医院就诊进行治疗，必要时需及时摘除晶状体。

### 8. 药物治疗能否治愈早期白内障？

在探讨白内障的治疗方法时，药物的主要功能在于延缓晶状体混浊的发展。当前，无论是国内还是国际上，对于白内障治疗药物的研发，都尚处在摸索阶段。对于某些早期的白内障病例，通过药物治疗后，病情的发展可能会变得缓慢，视力也可能不再进一步下降，甚至在某些情况下会出现轻微的改善。然而，这种改善并不完全归因于药物治疗，因为白内障从初期到成熟期是一个长期的过程，它有可能在某个阶段自然停止发展，从而不会对视力造成严重影响。目前，临床上常用的白内障治疗药物都没有确切的治疗效果，不可能治愈白内障。对于接近成熟期的白内障，药物治疗就无实际意义了。

**9. 严重白内障不做手术有危险吗？**

当白内障病情严重，视力下降至0.05以下，或者连基本的物体如手指都难以辨认时，强烈建议前往医院进行详细检查，避免错过手术的最佳时机。一旦发展成过熟期白内障，就可能并发青光眼、葡萄膜炎，严重的患者可能会因疼痛难以忍受，或眼球萎缩，而不得不面临摘除眼球的悲惨结局。这些本来有望通过手术恢复视力的患者，因未能得到及时治疗，最终可能永远失去光明。

**10. 白内障患者为什么术前要散瞳？**

白内障术前散瞳是指在进行白内障手术之前使用药物扩大瞳孔。通常情况下，白内障术前散瞳的主要目的是扩大手术视野、便于手术器械进入眼球、促进白内障的穿刺等。

（1）扩大手术视野：通过散瞳，患者的瞳孔一般会扩大，使医生能够更好地观察眼球内部结构，特别是白内障的位置和特征。有助于医生更准确地进行诊断和评估，并制订适当的手术方案。

（2）便于手术器械进入眼球：瞳孔扩大后，手术器械通常可以更容易地进入眼球，并提供较为宽敞的手术空间。该操作一般有助于医生进行手术操作，并减少潜在的眼球损伤风险。

（3）促进白内障的穿刺：通过扩大瞳孔，医生可以更容易地穿刺白内障，即在眼球上部创建一个小孔，用于去除或破坏涉及晶状体的混浊部分。

**11. 白内障患者为什么术前要进行泪道冲洗？**

泪道是泪腺产生泪液并排出的通道，其下端开口于鼻腔内的下鼻道处。泪道可因慢性鼻炎、鼻窦炎、鼻甲肥大、鼻中隔偏曲和沙眼等疾病而发生堵塞，造成泪液不能顺利地通过而滞留在泪囊里，泪液和混在泪液里的细菌长期滞留会引起泪囊的慢性炎症，这就是慢性泪囊炎。多见于老年人，特别是老年妇女。

由于这种炎症的存在，泪囊里带有细菌的黏液或脓液会从泪小点处溢出来，刺激结膜并使之处于带菌状态。白内障手术需在眼球角膜缘处做或大或小的切口，此时眼球有着内外的交通，交通虽然很细微，但这时细菌却能从此路进入眼内。而眼内营养丰富，正是细菌大肆繁殖的好地方，容易形成细菌性眼内炎，且这种眼内炎很难控制。

### 12. 白内障手术有年龄限制吗?

随着中国社会逐渐步入老龄化，白内障手术在老年人群中的需求也日益增加。关于高龄老人是否能进行白内障手术的问题，实际上需要基于现代医学的发展和实践来做出判断。现代眼科显微手术技术的飞速发展为白内障手术提供了更多的可能性。随着先进医疗器械的运用和手术方法的不断更新，白内障手术已经变得更加精确、安全。尤其是表面麻醉的广泛应用，使手术过程几乎无痛，且所需时间大大缩短，手术效果也得到显著提高。此外，手术对人体造成的创伤也明显减少，使得老年性白内障患者更容易耐受此项手术。当然，我们也不能忽视高龄老人的特殊情况。由于各脏器功能的衰退和多种慢性疾病的存在，高龄老人的机体反应能力降低，手术确实存在一定的危险性。但这并不意味着高龄老人不能进行白内障手术，对高龄老人进行白内障手术前，医生应该缜密仔细地了解患者的病情，进行全面的身体检查，评估手术的风险和可行性。必要时，还需要请相关科室共同协诊，制订个性化的手术方案。只有这样，才能确保手术的成功和患者的安全。虽然高龄老人进行白内障手术存在一定的风险，但只要身体状况允许，经过充分的术前准备和评估，一般都能耐受此项手术。因此，我们不应该因为年龄而轻易放弃手术的机会，而应该积极寻求医学帮助，为患者提供更好的治疗方案。

### 13. 双眼白内障能否同时进行手术?

老年性白内障以双眼发病为主，且多数双眼白内障成熟时间相近。第1只眼手术后，一部分患者觉得手术效果好，迫切要求进行第2只眼手术。一部分老年患者身体状况差，伴有心血管疾病，有些由于家庭或陪护方面的原因. 都希望能在近期内尽快完成双眼手术。此时，眼科医生除顾及患者身体状况是否耐受，还考虑以下两个因素：

（1）人工晶状体的材料作为一种高分子有机化合物，有可能成为一种抗原，同时也作为一种异物的形式存在于眼内，由于机体免疫防御功能的存在将会识别这些抗原物质，导致眼内的免疫反应。而这种反应往往是机体的免疫状态与多种因素共同作用的结果。人工晶状体植入后引起术眼的免疫反应主要包括人工晶状体植入后纤维蛋白渗出反应、葡萄膜炎，严重者可引起瞳孔膜闭、继发性青光眼。其次，一些过熟期白内障，渗出的晶状体抗原可能早已使机体致敏，如果手术时又有晶状体皮质残留，致敏淋巴细胞就会很快识别自身晶状体抗原，在术后早期就出现严重的眼内反应。这些反应多见于术后1~2周。

（2）大部分老年患者对白内障手术都能很好地耐受。但是手术作为一种刺激，对于一部分老年人可以引起心理应激状态。如果第1只眼手术效果好，最强烈的生理需要和心理需要获得满足。在手术后的一段时间内患者会产生最大的快感，同时对第2只眼手术抱有很高的期望值。过高的期望值有时也会使部分患者对第2只眼手术的过程和效果出现心理偏差，尽管手术顺利，也会感到手术麻醉效果不如第1次，视力恢复不如第1只眼。

### 14. 白内障患者手术前自己应做哪些准备工作?

老年人如果得了白内障，经医生检查认为白内障已到了需要做手术的程度，那就应当做好手术前的准备工作。白内障手术是复明手术，多数效果很好，但由于人与人之间的个体差异，有出现一些并发症的可能，所以作为患者家属要充分了解术中及术后的并发症及可能出现的异常情况，配合医生治疗。除了医生要做眼局部及全身检查以外，患者本身也应当做一些必要的准备工作。

（1）首先应消除心理上的紧张情绪。白内障摘除术本来是眼科最常见的手术，其实现代白内障手术痛苦很少，手术时间也短，有的患者手术后也没有什么特殊感觉。为克服术前紧张心理，可阅读一些眼科科普视频及图书，了解眼科手术的一些基本知识；咨询做过白内障手术的患者，了解术中及术后的感觉，这样便可容易地消除术前的紧张情绪和恐惧心理。

（2）食宿起居要规律，平时养成按时睡觉、起床及进食的好习惯，多吃些软食及易消化的食物，每日坚持吃水果，以补充必要的维生素，保持良好的精神状态。

（3）防止便秘，争取每日排便 1 次，防止大便干燥。

（4）戒烟戒酒。

（5）有全身疾病的患者要在内科医生的指导下，将血压、血糖、心脑血管指标等调整到最佳状态。手术前 1 天如果出现任何全身不适，应立即告诉手术医生，及时处理，避免意外。

（6）预防感冒。

（7）按照医生建议在手术前 1 ~ 3 日对手术眼点抗生素眼药水。

（8）手术的前 1 天要洗澡，清洁面部，因为手术后可能有一段时间不方便洗脸洗头。

（9）手术前 1 晚保证良好的睡眠，更好地配合医生完成手术。

（10）如果不是全身麻醉手术，手术前可以吃比较清淡、易消化的食物，并且不宜吃得过饱。

（11）高龄患者，最好安排手术当天有熟悉病情的家人或朋友陪同，如果有任何事宜，便于与医生沟通。

### 15. 白内障患者手术过程中应注意哪些事项？

白内障手术是非常精细而富有技巧的手术。手术都在显微镜下进行，医生操作时需要患者很好地配合，否则手术操作有困难，有时还可能造成严重后果，甚至失明，故在手术过程中患者应注意以下几点：

（1）手术前医生需做局部消毒铺巾，消毒药水有一定刺激性及异味，患者轻轻闭上眼睛，不要紧张。然后医生要在手术眼周围铺上消毒手术巾，铺巾后患者感到有些气闷，就像戴上了口罩，过一会儿会适应的，如确感不适，不要屏气或烦躁，可向医生提出。

（2）白内障手术一般都在局部麻醉下进行，有时医生在做局部麻醉时，可能会在眼球后面及周围打上几针麻药，患者可能会感觉有些疼痛，但这种疼痛是可以忍受的，千万不要摇动头部、用力闭眼，以免引起眼部出血，影响手术操作与进行。

（3）在整个手术过程中，患者应自我调节，稳定情绪，均匀呼吸，千万别随便转动头部。非手术眼可轻轻闭上，想想让自己高兴的事。有什么不舒服，如需咳嗽或转动一下头部可轻轻告诉医生，千万别随便咳嗽、乱动身体以及用手做动作，手术是在无菌下进行操作的，污染了消毒巾可能会造成感染。另外，手术时创口都是开放的，随便咳嗽使眼压增高，会有眼内组织脱出、出血的可能。总之，白内障手术患者在手术中应保持情绪稳定，安静平躺在手术床上，有什么不舒服可以告诉医生，以达到医生与患者通力合作，相互配合，圆满完成手术。

### 16. 白内障手术过程中会痛吗？

眼表面点麻醉药水的局部麻醉方式是眼科手术中常用的麻醉方式，这种麻醉方式通常通过点入眼药水来实现，确保在手术过程中大多数患者不会感到疼痛，但偶尔可能会有眼胀感。对于常年吸烟饮酒者或者常年使用一些药物者，由于其对麻醉药物不太敏感，因此在手术过程中可能会出现疼痛感。这种情况下，患者应及时告诉手术医生，以便医生根据患者的具体情况追加麻药，确保手术的顺利进行和患者的舒适度。手术后，患者可能会感到轻微的眼部疼痛，这是正常的术后反应，一般都能忍受，并且也不需要特殊处理。然而，如果疼痛感非常剧烈，患者应该立即通知医生进行进一步的检查和处理。

**17. 为什么有些患者术后会感觉眼睛很干？**

目前研究发现干眼症发生的概率并不低，而且与多种因素相关，白内障手术确实可能对泪膜造成一定的影响，从而引发干眼症。泪膜是眼睛表面的一层保护膜，它对于保持眼睛的湿润和舒适至关重要。在白内障手术过程中，可能会破坏部分泪膜，导致泪液分泌减少或蒸发过快，进而引发干眼症。其次，手术后用眼不当也是干眼症的常见原因。例如，长时间使用电子产品、阅读或写作等近距离视觉活动，都可能导致眼睛疲劳和干眼症。此外，不注意眼部卫生，如用手揉眼、使用不干净的毛巾等，也可能导致眼部感染，进而引发干眼症。不过干眼症并不一定会威胁视力。在大多数情况下，干眼症只会引起眼部不适，如干涩、疼痛、灼热感等。这些症状通常会随着手术后眼睛的恢复而逐渐减轻。

对于严重的干眼症患者，可以使用一些泪液的替代品，如人工泪液等，来缓解症状。人工泪液可以模拟自然泪液的功能，保持眼睛的湿润和舒适。此外，还可以通过简单的治疗来解决干眼症问题，如热敷、按摩眼部等。

**18. 为什么有些患者手术后眼睛里总有异物感？**

手术后的异物感是白内障等眼科手术后常见的现象，主要与手术切口的愈合以及睫毛剪短后的生长过程有关。手术后，由于手术切口的存在，切口处不会像原来一样光滑，因此在做眨眼等动作时，患者可能会感觉到有东西“硌”着。这种感觉的强度和持续时间因人而异，主要取决于每个人的耐受性。然而，随着切口的逐渐愈合和瘢痕的形成，眼部会逐渐恢复平整，异物感也会逐渐减轻并最终消失。

在手术前，为了减少手术后感染的风险，通常会剪短睫毛。但手术后睫毛会经历一个生长过程，在这个过程中，新生长的短睫毛可能会刺激眼球，引发异物感。为了缓解这种情况，患者可以采取一些措施，如不定期牵拉眼睑，以改变睫毛与眼球的接触位置，减少刺激。此外，使用眼膏涂眼也是一种有效的方法，可以润滑眼球表面，减少睫毛对眼球的摩擦与刺激。

**19. 为什么有些患者白内障手术后会感到眼前有飘动的黑影?**

大多数情况下，眼前看到的飘动的黑影是玻璃体内的混浊物。随着年龄的增长，原本果冻样透明的玻璃体逐渐发生浓缩、液化等改变，纤维网格结构被破坏，出现了团块状、飘带样等漂浮物，在视线范围内就表现为飘动的黑影。

正常的白内障手术是不会引起这些混浊物增加的。之所以感觉黑影飘动增加，是因为手术前混浊的晶状体遮挡了视线，感觉不到这些黑影，手术后视物清晰了，就能感觉到这些黑影。这种情况在高度近视人群中比较多见。如果自觉黑影很明显，可求助医生，医生会扩大瞳孔，详细检查眼底，仔细观察有无任何视网膜病变。如果自觉有固定不动的黑影，或者黑影量急剧增加，或者黑影颜色发红，应立即找医生就诊。

**20. 白内障手术后，视力再下降的原因有哪些?**

一般来说白内障手术后的 3 ~ 6 个月内，患者的视力可能会有不稳定的情况，出现近视、远视或散光等屈光不正状况。但如果手术 6 个月后视力仍不稳定，甚至有逐渐下降的趋势，应及时去医院做检查。目前的临床观察发现，导致术后视力再降的原因可能有：

（1）后发性白内障的形成：这是囊外白内障摘除术最常见的并发症。这些患者可以在手术后的数天、数月或者数年后开始出现视力的再次下降。其发生的原因主要是手术中少量残留的晶状体上皮细胞沿着后囊膜移位、增殖、纤维化，在后囊膜的表面形成混浊物。此外，残留的皮质也会被晶状体周围的前后囊膜包裹形成混浊，从而导致了白内障术后的视力再降。

（2）人工晶状体的脱位：白内障手术中植入的人工晶状体在手术后的 3 个月内尚不稳定，如果人工晶状体襻没有完全植入晶状体的囊袋内或者被囊袋内残留的皮质妨碍，则可能导致人工晶状体的偏心移位，引起眼睛屈光的紊乱，导致视力下降。另外，如果手术中晶状体后囊膜有破裂、悬韧带断离等，在手术后就可能造成人工晶状体的偏位，严重的可脱入到玻璃体腔，影响手术后的视力。

（3）眼部并发症的影响：如果用照相机来比喻眼球，那么白内障手术只是更换了一个镜头，如果其他的镜头或胶片不好，也同样不会拍出清晰的照片。因此，如果患者除了白内障之外，还存在类似其他镜头或胶片的眼部疾病，如角膜的疾病、视网膜的疾病，这些病变如果在白内障手术后没有发作，那么术后的视力尚能保持稳定，一旦发病，势必引起视力的再次下降。

（4）全身疾病的影响：比如高血压、糖尿病、肾功能不全等全身疾病都会引起眼底的病变，因此会影响视力。如果白内障手术后，这些全身病变加重，影响到眼睛，尤其是视网膜的病变，就会造成视力下降。

### 21. 白内障患者日常生活中有哪些注意事项？

多数慢性疾病与患者的生活环境、习惯、家庭、情绪以及职业等因素有着千丝万缕的联系，这些因素对疾病的发生、发展和转化都有影响，所以生活方面的调养对慢性病患者很有意义。老年性白内障作为一种老年人常见的慢性疾病，同样需要生活方面的调养。

（1）起居要规律，注意劳逸结合，锻炼身体，尤其不要过度劳累。

（2）饮食结构平衡，多喝水，多吃水果、蔬菜。

（3）适当控制读写和看电视时间。阅读、写字和看电视时间应控制在 1 h 之内，每隔 1 h 应休息 10 ~ 15 min，或做眼保健操，也可以到户外活动几分钟。

（4）保证睡眠充足，有失眠症或神经衰弱者应用镇静安眠药或中成药调理。

（5）心胸要开阔，遇到不顺心的事或烦恼的家庭琐事要注意控制情绪，正确对待，保持愉快的心情。

（6）有屈光改变者，应到医院检查，佩戴合适的眼镜。

（7）定期到医院行裂隙灯显微镜检查，观察白内障发展情况。若出现眼睛疼痛、发红，看灯光有彩色光环等症状，应及时到医院检查治疗。

（8）老年人眼组织抗病力差，炎热季节容易发生细菌和病毒感染，应及时防治眼部感染，如果不及时治疗，会造成视力骤减。初期炎症表现为眼睛发胀、轻微痒痛等不被人注意的症状。根据医生建议使用眼药水点眼，要停止用眼，多闭目休息等，若无明显改善，应及时请眼科专家诊治。不要用手揉眼睛，这样易损伤眼睛，加重炎症。

（9）注意光线适宜，光线太强会刺激视觉，造成瞳孔持续收缩，容易疲劳；光线太弱，瞳孔会持续放大，也易疲劳。夏天太阳直射，紫外线较强烈，易损伤视力，因此要防止太阳直射，出门尽量保护好自己的眼睛，以免眼睛受到侵害。

## 第二节　药物相关知识

### 一、点眼药的正确方法

（1）首先，清洁您的双手，有效地清洁双手可以预防药液被污染，同时也可以降低眼部被感染的概率。

（2）选取一个您舒适的体位。您可以选择坐位——下颌抬起头后仰，也可以选择仰卧位。

（3）将眼药取出，查看是否是需要使用的眼药，并检查有效期，查看药液有无混浊、变质，或出现沉淀物、絮状物。混悬液使用前需先将其摇匀。

（4）取 1 根无菌棉签，由外向内拭去眼周分泌物。佩戴隐形眼镜者应先取下隐形眼镜。

（5）将眼药水的瓶盖取下，瓶盖朝上，放在清洁的位置防止被污染。

（6）滴眼前请您先弃去一滴眼药水。

（7）由他人辅助点眼药时，操作者用左手食指轻拉下睑成“袋”状，双眼注视头顶方向，滴入下睑与眼球间的结膜囊内 1 ~ 2 滴即可。点完眼药水后，需轻轻闭合上睑，而后缓慢恢复下睑，闭眼休息，并可用清洁纸巾或手帕将眼睛周围未吸收的眼药水及泪液拭干。按压泪囊部（即内眼角）3 ~ 5 min。

（8）自行点眼药时，请您下颌抬起头后仰，可以将左手食指弯曲，轻拉下睑，使下睑成袋状，双眼注视头顶方向，右手持眼药水将眼药水轻轻滴入结膜囊内 1 ~ 2 滴，滴眼后闭眼休息，同时按压泪囊部（即内眼角）3 ~ 5 min。

（9）药液使用完后，请拧紧瓶盖，以减少药液被污染和外漏的机会。

## 二、点眼药的注意事项

（1）点眼药时，药瓶口与睑缘应距离 1 ~ 2 cm，避免触及眼睑及睫毛，以免污染药液。当眼药水容器的前端过于接近眼睛之后，在容器上会附着泪液和细菌，会污染眼药水。

（2）点眼药时，切忌直接滴至角膜（即黑眼球）上。

（3）点眼药时，一般以 1 ~ 2 滴为宜，滴入过多眼药会溢出眼外，造成浪费。

（4）使用散瞳药（如阿托品、复方托吡卡胺）、缩瞳药（如毛果芸香碱）、β 受体阻断剂时可压迫泪囊部，以减少药物吸收引起的中毒反应。

## 三、点眼药的相关知识

（1）眼药的保存：

①一般眼药可以在常温下保存，某些特殊药品需要冰箱 2～8℃冷藏存放，具体情况请以药品说明书为准，避免日光直射，常规眼药水使用有效期为开启后 30 天，一些生物制剂的眼药开启后使用有效期为 1 周，具体情况也请您详细阅读药品说明书，便于您合理、安全地保存和使用各类眼药水。②再次强调：药液使用完后，请拧紧瓶盖，以减少药液被污染和外漏的机会。③请妥善保管于眼药盒内，与其他外用药分开放置，以免造成错用。

（2）眼药水的使用顺序为先使用水溶性眼药水，后使用悬浊性眼药水。

（3）滴用多种眼药时，每种眼药应间隔 5 min。

（4）角膜溃疡、角膜裂伤者，切勿对眼球施加压力。

（5）双眼用药的患者，应先滴症状较轻的一侧，后滴症状较重的一侧。

（6）如为传染性眼病应实行药物隔离。双眼患病的患者，一眼一支药；单眼患病的患者，一人一支药。

（7）患者切勿将自己使用的眼药借予他人使用，或将患眼使用的眼药给健康眼使用，以免发生交叉感染。

（8）泪道疾病患者滴药后不能按压泪囊区，以利于药液能顺利流到泪道病变部位，起到治疗作用。

# 眼底病篇

# 第一章
# 黄斑疾病

# 第一节　黄斑裂孔

## 一、概念

黄斑裂孔是指黄斑中心全层神经上皮缺失。

## 二、病因

特发性黄斑裂孔最常见。其他如外伤、高度近视、囊样黄斑水肿、炎症、视网膜变性类疾病、黄斑前膜和日蚀性视网膜病变等，也可致黄斑裂孔。

## 三、临床表现

特发性黄斑裂孔常发生于50岁以上的健康女性（平均65岁，女：男＝2：1）。该病起病隐匿，常在另一侧眼被遮盖时才被发现。患者常主诉视物模糊、中心暗点、视物变形。最佳矫正视力一般为0.02～0.5，平均为0.1。

## 四、治疗原则

（1）玻璃体切割术：目的在于促使黄斑裂孔闭合及裂孔周围视网膜浅脱离复位。

①明确诊断为Ⅱ～Ⅳ期特发性黄斑裂孔，视力明显下降(0.05～0.4)、有明显的视物变形者。②黄斑裂孔形成时间在1年以内，愿意接受手术者。

（2）在Gass分期中，Ⅰ期黄斑裂孔并未形成全层黄斑孔，约1/2患者Ⅰ期黄斑裂孔可自发缓解，所以多不主张对Ⅰ期黄斑裂孔进行手术，对具有发展为全层黄斑孔的高危患者可慎重选择手术。

## 五、围术期护理

### 1. 术前护理

（1）完善各种术前检查：全身检查、眼部检查、其他相关检查（遵医嘱）。

（2）按医嘱应用抗生素眼药水，常规 3 ~ 4 次 / 日点眼。

（3）饮食：营养丰富、富含多种维生素、少刺激性、合理搭配、避免便秘。戒除不良嗜好：如吸烟、饮酒和经常喝咖啡、浓茶等。全麻手术者，手术前 1 晚至次日手术前需禁食、禁水 6 ~ 8 h（具体时间由护士宣教告之）。局麻患者术日晨可进少量易消化食物，不宜过饱。

（4）休息与活动：保证充足睡眠，防止感冒及外伤。练习去枕平卧位、半卧位和俯卧位（玻璃体切割手术患者），为适应手术做准备。幼儿患者尤为注意避免因感冒、发热或外伤磕碰影响手术。

（5）手术前 1 日：协助患者整理个人卫生，沐浴、洗头、剪指甲、更换内衣，穿着清洁舒适患服，男性患者刮胡须，女性患者手术应避开月经期，与患者核对腕带信息及术眼是否与医嘱相符，并给予眼部体表标识，行术前处置，剪睫毛、泪道冲洗、冲洗结膜囊、消毒等。给予患者术前健康宣教，指导患者术中配合及防止咳嗽、打喷嚏的方法是用舌尖顶压上腭或用手指压人中。告知患者：术前充分休息，避免紧张情绪，手术顺序由中心手术室根据病情进行具体安排，因手术有不确定性，所以不确定等待时间的长短，具体手术时间难以精确确定，积极配合医护人员安排，耐心等候手术室及护士的通知。

（6）手术日：术晨按医嘱术前用药，如滴缩瞳或散瞳眼药、静脉输入 20% 甘露醇等；测体温、脉搏、呼吸、血压、血糖，如有异常应及时通知医生。按时观察患者眼部情况，如瞳孔是否散大或缩小、有无红肿等不适症状。告知患者取下发卡、饰物、假牙、手表及其他金属物品，贵重物品交由家属保管。告知女患者勿带妆及将长发梳于一侧或两侧，以保证术中头部平躺。接到手术室通知手术时，首先通知患者入卫生间排空大小便，为患者测量血压及心率，给予患者术前用药，再次核对患者眼部情况，并核对腕带信息、体表标识、安全核查单、植入物票据、术中带药等，护送至手术室；秋冬季节手术室内温度较高，患者衣物无须过厚，最好穿开衫且衣领不宜过高，但在往来手术室途中需注意保暖。

**2. 术后护理**

（1）全麻患者手术后去枕平卧位，头偏向一侧至逐渐清醒，保持呼吸道通畅，以免引起呛咳及麻醉作用引起头痛。禁食水：儿童 4 h 后完全清醒可少量进食水、奶等；成人 6 h 后如可以咳嗽、吐痰可以饮水，8 h 后可以少量进水及食物（特殊情况遵医嘱）。

（2）局麻患者则根据医嘱取卧位，头部少活动，以免影响伤口愈合。

（3）饮食：清淡易消化、富含纤维及维生素软食，补充营养，避免发生便秘，不要进食硬性及辛辣刺激性食物。

（4）休息与活动：规律生活起居，患者注意保暖，切勿着凉感冒。

（5）眼部护理告知：不要用力挤眼，避免眼球受压和碰撞，不要咳嗽或大声说话，起床时不要过猛，防止过度弯腰低头和提取重物以免腹压增加影响伤口愈合。不要自行打开眼部敷料并保持敷料干燥完整，以免伤口感染。术后 2 周内不用流水洗脸，防止眼内溅入污水或进异物，注意眼部卫生。

（6）术后用药：遵医嘱全身及眼局部用药。告知患者手术当日不点眼药，手术第 2 日的早晨医生做暗室检查后，由护士换药并遵医嘱滴眼药。不得自行服用止痛药，以免延误病情；由于手术创口不适及患者精神紧张易引起失眠，应对患者进行心理疏导及安抚，但此时不宜用安定类催眠药物，因其有肌肉松弛作用，会加重前房角狭窄导致眼压升高。

（7）观察：监测眼压，观察有无头痛、眼痛、恶心、呕吐等症状，如出现以上症状应及时通知医生，给予处理。

### 3. 出院指导

（1）药物使用：演示滴眼药的流程及方法（检视患者滴眼药的操作直至达标）。告知滴眼药的注意事项，严格遵医嘱滴眼药或服药，不得自行停药或增减药量，用药后如有不适反应及时就诊。

（2）饮食：以高蛋白，高纤维素，富含维生素、微量元素，易消化食物为宜，如蔬菜、水果、牛奶、瘦肉等，防止便秘。糖尿病及高血压患者需严格控制原发病，合理膳食。高血压患者应低盐低脂肪饮食，糖尿病患者应遵循糖尿病饮食。手术后的患者应避免吃刺激性及较硬的食物。有烟酒嗜好者应戒烟限酒。

（3）休息与活动：告知患者按医嘱执行卧位的重要性，如俯卧位、侧卧位、仰卧位等。注意劳逸结合，规律生活起居。适量运动，如散步、打太极拳等。3 个月内不做剧烈运动，避免外伤及酌情乘坐飞机等。

（4）环境与心理护理：居室应定时通风，保持适宜的温度和湿度。保持情绪稳定，避免情绪紧张，保持良好的心理状态和积极的健康向上的生活方式。

（5）眼部护理：避免术眼受外力，注意用眼卫生，防止污水、异物进入眼内，不可用力揉眼，不可过度用眼，如长时间看书、看电脑、看电视。

（6）复诊：遵医嘱时间（1 周后及 3 个月内）按时来院复查，如发现异常，如眼睛胀痛、头痛、视力明显下降、视物有遮挡等，应及时就诊。

## 六、常见患者问题

(1) 对侧眼是否会发病？应该如何观察？

答：高度近视、有外伤等患者是黄斑裂孔的高发人群，平时要多注意检测另一只眼的视力，如果出现视物模糊、视物变形等现象，及时就医就可以了。

(2) 术后当日为何需要双眼包扎？

答：因为双眼是共转性活动，所以将双眼包扎以保证术眼的充分休息。

(3) 术后患者可以下地活动吗？

答：尽量卧床休息1周，5～7天后由床上活动到床周活动，逐渐增加活动量。

(4) 玻璃体切割术后为什么要采取俯卧位？俯卧位多长时间？是否需要取出硅油？

答：俯卧位时视网膜位于上方，气体或硅油也向上浮，可以很好地顶压视网膜裂孔，术后采取俯卧位1～2周，可遵医嘱改换体位，定期检查眼压、眼底视网膜情况。长效气体一般在术后1～2个月慢慢吸收，而硅油则常常在术后3～6个月需要再次手术取出。

(5) 关于眼药的保存需要注意哪些？

答：①一般眼药可以在常温下保存，某些特殊眼药需要冰箱2～8℃冷藏存放，具体情况以药品说明书为准，避免日光直射，常规眼药水使用有效期为开启后30天，一些生物制剂的眼药开启后使用有效期为1周，具体情况参照药品说明书。②药液使用完后，应拧紧瓶盖，以减少药液被污染和外漏的机会。③妥善保管于眼药盒内，与其他外用药分开放置，以免造成错用。

(6) 出院回家以后术眼需要遮盖吗？

答：不需要。出院后需要严格遵医嘱滴眼药防止眼部感染，并注意眼部卫生，防止污水污物进入眼内，不揉眼，避免外伤，保护术眼即可，如出院初期外出感觉不适应强光，可佩戴普通眼镜缓解即可。

## 第二节　黄斑前膜

### 一、概念

黄斑前膜是指不同原因导致某些细胞在视网膜内表面增生形成纤维细胞膜，位于黄斑及其附近的膜称为黄斑前膜。

### 二、病因

特发性黄斑前膜发生于无其他眼病患者，老年人较多；继发性黄斑前膜发生于孔源性视网膜脱离及其复位手术（如光凝、冷凝、电凝、术中或术后出血、术后葡萄膜炎症反应）、脉络膜视网膜炎症、视网膜血管阻塞、糖尿病视网膜病变、眼外伤、玻璃体积血者。

### 三、临床表现

黄斑前膜是眼科常见疾病，女性患者多于男性。多为单眼发病，20%～30% 为双眼发病。常见症状有视力下降、视物变小、视物变形和单眼复视，当黄斑前膜影响到黄斑中心凹时可出现视力改变，通常为轻度或中度下降，视力很少低于 0.1，当出现黄斑部水肿皱褶时，可引起明显的视力下降或视物变形，Amsler 方格表可查出视物变形，当发生玻璃体完全后脱离，黄斑前膜与视网膜分离时，症状可以自行缓解，视力恢复，但这种情况比较少见。

### 四、治疗原则

发现黄斑前膜，未决定是否手术，应定期观察，一般以 3 个月为宜。黄斑前膜患者发生视力下降、视物变形，即应进行手术。手术后视力恢复期颇长，一般需要 6 个月。视力增加幅度为术前视力与 1.0 之间，术前视力越好，术后视力越佳。

## 五、围术期护理

### 1. 术前护理

（1）完善各种术前检查：全身检查、眼部检查、其他相关检查（遵医嘱）。

（2）按医嘱应用抗生素眼药水，常规 3 ~ 4 次 / 日点眼。

（3）饮食：营养丰富、多纤维富含维生素、少刺激性、合理搭配，避免便秘。戒除不良嗜好：如吸烟、饮酒和经常喝咖啡、浓茶等。全麻手术者，手术前 1 晚至次日手术前需禁食、禁水 6 ~ 8 h（具体时间由护士宣教告之）。局麻患者术日晨可进少量易消化食物，不宜过饱。

（4）休息与活动：保证充足睡眠，防止感冒及外伤。练习去枕平卧位、半卧位和俯卧位（玻璃体切割手术患者），为适应手术做准备。幼儿患者尤为注意避免因感冒、发热或外伤磕碰影响手术。

（5）手术前 1 日：协助患者整理个人卫生，沐浴、洗头、剪指甲、更换内衣，穿着清洁舒适患服，男性患者刮胡须，女性患者手术应避开月经期，与患者核对腕带信息及术眼是否与医嘱相符，并给予眼部体表标识，行术前处置，剪睫毛、泪道冲洗、冲洗结膜囊、消毒等。指导患者术中配合及防止咳嗽、打喷嚏的方法是用舌尖顶压上腭或用手指压人中。告知患者：术前充分休息，避免紧张情绪。手术顺序由中心手术室根据病情进行具体安排，因手术有不确定性，所以不确定等待时间的长短，具体手术时间难以精确确定，积极配合医护人员安排，耐心等候手术室及护士的通知。

（6）手术日：术晨按医嘱术前用药，如滴缩瞳或散瞳眼药、静脉输入 20% 甘露醇等；测体温、脉搏、呼吸、血压、血糖，如有异常应及时通知医生。按时观察患者眼部情况，如瞳孔是否散大或缩小、有无红肿等不适症状。术晨与患者核对腕带内容，告知患者不要佩戴发卡、饰物、假牙、手表及其他金属物品，贵重物品交由家属保管。告知女患者勿带妆及将长发梳于一侧或两侧，以保证术中头部平躺。接到手术室通知手术时，首先通知患者入卫生间排空大小便，为患者测量血压及心率，给予患者术前用药，并再次核对患者眼部情况，以及核对腕带信息、体表标识、安全核查单、植入物票据、术中带药等，携带手术转运交接单护送至手术室；秋冬季节手术室内温度较高，患者衣物无须过厚，最好穿开衫且衣领不宜过高，但在往来手术室途中需注意保暖。女性患者手术应注意避开月经期。

2. 术后护理

（1）术后卧位：全麻患者手术后去枕平卧位 4～6 h，头偏向一侧至逐渐清醒，有助于防止舌后坠引起的呼吸道梗阻，更好地保持呼吸道通畅，以免引起呛咳及麻醉作用引起头痛。局麻病人则根据医嘱采取卧位，头部少活动，以免影响伤口愈合。全麻儿童 4 h 后完全清醒可少量进食水、奶等；成人 6 h 后如可以咳嗽、吐痰可以饮水，8 h 后可以少量进水及食物（特殊情况遵医嘱）。

（2）饮食起居：饮食宜营养丰富、清淡易消化、富含纤维及维生素软食，补充营养，避免发生便秘，不要进食硬性及辛辣刺激性食物。规律生活起居，患者注意保暖，切勿着凉感冒。术后应增加粗纤维食物的摄入量，多吃新鲜蔬菜、水果等含钙的食物，钙是眼部组织的“保护器”。倘若体内钙缺乏，不仅会造成眼睛视网膜的弹力减退、晶状体内压力上升、眼球前后径拉长，还可使角膜、睫状肌发生退行性病变，易造成视力减退或近视。含钙的食物有虾、海带、大豆、蔬菜、牛奶、花生、橘、橙和蛋黄等。

（3）眼部护理告知：不要用力挤眼，避免眼球受压和碰撞，不要咳嗽或大声说话，起床时不要过猛，防止过度弯腰低头和提取重物导致腹压增加影响伤口愈合。不要自行打开眼部敷料并保持敷料干燥完整，以免伤口感染。术后2周内不用流水洗脸，防止眼内溅入污水或进异物，注意眼部卫生。睡觉时请戴眼罩保护术眼以免外力碰撞。

（4）术后用药：遵医嘱全身及眼局部用药。告知患者手术当日不滴眼药，手术第2日早晨医生做暗室检查后，由护士换药并遵医嘱滴眼药。不得擅自服用止痛药，以免掩盖或延误病情；由于手术创口不适及患者精神紧张易引起失眠，应对患者进行心理疏导及安抚，但此时不宜用安定类催眠药物，因其有肌肉松弛作用，会加重前房角狭窄导致眼压升高。

（5）观察：监测眼压，观察有无头痛、眼痛、恶心、呕吐等症状，如出现以上症状应及时通知医生，给予处理。

**3. 出院指导**

（1）药物使用：演示滴眼药的流程及方法（检视患者滴眼药的操作直至达标）。告知滴眼药的注意事项，严格遵医嘱滴眼药或服药，不得自行停药或增减药量，用药后如有不适反应及时就诊。

（2）饮食起居：饮食宜营养丰富、清淡易消化，高蛋白，高纤维素，富含维生素、微量元素，如蔬菜、水果、牛奶、瘦肉等，防止便秘。糖尿病及高血压患者需严格控制原发病，合理膳食。高血压患者应低盐低脂肪饮食，糖尿病患者应遵循糖尿病饮食。手术后患者应避免吃刺激性及较硬的食物。有烟酒嗜好者应戒烟限酒。保持情绪稳定，避免情绪紧张；居室光线及温湿度适宜；保持良好的心理状态和积极的健康向上的生活方式。告知患者按医嘱执行卧位的重要性，如俯卧位、侧卧位、仰卧位等。注意劳逸结合，规律生活起居。适量运动，如散步、打太极拳等。3个月内不做剧烈运动，避免外伤及酌情乘坐飞机等。

（3）眼部护理：避免术眼受外力冲击，注意用眼卫生，防止污水、异物进入眼内，不可用力揉眼，不可过度用眼，如长时间看书、看电脑、看电视。出院后回家或外出请戴上挡风眼镜或太阳眼镜。

(4) 复诊：遵医嘱时间（1 周后及 3 个月内）按时来院复查，如发现异常如眼睛胀痛、头痛、视力明显下降、视物有遮挡等，应及时就诊。

## 六、常见患者问题

(1) 黄斑前膜手术后多久恢复?

答：前斑黄膜手术的恢复分为眼部手术刺激症状的消失和视功能的恢复。一般来说，手术后眼部刺激症状的消失大概需要 2 ~ 3 天的时间。因为现在的手术大部分都是微创手术，术后经过规律的点药，大概 2 ~ 3 天之后，这些眼部不适的情况会很快消失。单纯的黄斑前膜，手术过后 1 周到 1 个月的时间，视功能慢慢就能恢复。如果合并有眼底的其他疾病，比如合并有糖尿病视网膜变，或者黄斑裂孔，视功能恢复就需要很长的时间，并且还需要一些后续的治疗。

(2) 黄斑前膜术后都需要俯卧位吗?

答：因为黄斑前膜手术多是通过玻璃体切割手术来完成的。在进行这个手术的过程中一般都会在眼睛里填充一些如空气或者硅油之类的填充物，那么术后就需要俯卧位。黄斑前膜手术很多时候如果不合并术中出现破孔，大多数是不需要俯卧位的，保持正常体位就可以了。如果有特殊的原因，如免缝合的玻璃体手术系统，为了达到切口的密闭，有可能在术毕的时候填充少量的空气，这种情况下可能需要低头 1 ~ 2 天，俯卧位 1 ~ 2 天就可以了。目的是术中、术毕时能够把切口密闭。因为术后俯卧主要是避开晶状体，让气体减少与晶状体的接触，减少刺激晶状体混浊、加重白内障的风险，所以遇到这种情况，视情况需要俯卧 1 ~ 2 天。

(3) 出院回家以后术眼需要遮盖纱布吗?

答：不需要。出院后需要严格遵医嘱滴眼药防止眼部感染，并注意眼部卫生，防止污水污物进入眼内，不揉眼，避免外伤，保护术眼即可，如出院初期外出感觉不适应强光，可佩戴普通眼镜缓解即可。

(4) 黄斑前膜手术费用高吗?

答：涉及黄斑部位的眼部手术是眼科复杂手术之一，不论是黄斑前膜、黄斑裂孔还是视网膜脱离等眼病，因为手术比较复杂，手术中需要用到很多卫生材料及先进技术，比如激光光凝，内界膜的撕除，眼内注药、注气、注油等，必要时还需要进行二次手术，如硅油取出或晶状体植入等，总体来说费用会较高。

## 第三节 黄斑劈裂

### 一、概念

黄斑劈裂是指黄斑部视网膜某些层面之间互相分离，可见视网膜增厚且伴微囊样改变，不伴有黄斑裂孔。

### 二、病因

(1) 遗传性视网膜劈裂：在胚胎时期，部分原始玻璃体与眼杯的内壁粘连，在玻璃体收缩时，视网膜内层被牵引所致。本病为遗传性疾病，患者大部分为男性。

(2) 变性性视网膜劈裂：一般发生在视网膜囊样变性的基础上。

### 三、临床表现

(1) 遗传性视网膜劈裂：因黄斑有病变，视力常受影响，一般在 0.1～0.5 之间，因玻璃体出血而视力骤降。

（2）变性性视网膜劈裂：早期常无症状，视力不受影响，当病变进展到后极部时，患者可能有闪光感。

## 四、治疗原则

大多数的视力和眼底多年无明显变化，一般不必治疗，但因本病有发生视网膜脱离的可能，因此必须定期随诊观察。若已发生视网膜脱离，即按视网膜脱离治疗原则进行手术治疗。

## 五、围术期护理

### 1. 术前护理

（1）完善各种术前检查：全身检查、眼部检查、其他相关检查（遵医嘱）。

（2）按医嘱应用抗生素眼药水，常规 3～4 次 / 日点眼。

（3）饮食：营养丰富、富含多种维生素、少刺激性、合理搭配，避免便秘。戒除不良嗜好：如吸烟、饮酒和经常喝咖啡、浓茶等。保证充足睡眠。

（4）手术前 1 日整理个人卫生，沐浴、洗头、剪指甲、更换内衣，男性患者刮胡须。

（5）手术前 1 日：术前宣教、剪眼毛、冲洗泪道、冲洗结膜囊、消毒备皮。休息与活动：保证充足睡眠，防止感冒及外伤。练习去枕平卧位、全麻手术者手术前 1 晚至次日手术前需禁食、禁水 6～8 h（具体时间由护士宣教告之）。局麻患者术日晨可进少量易消化食物，不宜过饱。

（6）劈裂范围大的患者特别注意：安静卧床休息，防止范围扩大。

（7）给予患者术前健康宣教，指导患者术中配合及防止咳嗽、打喷嚏的方法是用舌尖顶压上腭或用手指压人中。告知患者：术前充分休息，避免紧张情绪。

（8）手术日：术晨按医嘱给予术前用药，如滴缩瞳或散瞳眼药，测体温、脉搏、呼吸、血压、血糖，如有异常应及时通知医生。

（9）按时观察患者眼部情况，如瞳孔是否散大或缩小、有无红肿等不适症状。

（10）全麻患者告知患者取下发卡、饰物、假牙、手表及其他金属物品，贵重物品交由家属保管。告知女患者勿带妆及将长发梳于一侧或两侧，以保证术中头部平躺。

**2. 术后护理**

（1）全麻患者手术后去枕平卧位，头偏向一侧至逐渐清醒，保持呼吸道通畅，以免引起呛咳及麻醉作用引起头痛。禁食水：儿童 4 h 后完全清醒可少量进食水、奶等；成人 6 h 后如可以咳嗽、吐痰可以饮水，8 h 后可以少量进水及食物（特殊情况遵医嘱）。

（2）局麻患者则根据医嘱采取卧位，头部少活动，以免影响伤口愈合。

（3）患者注意保暖，切勿着凉感冒。

（4）术后饮食：清淡易消化、富含纤维及维生素软食，补充营养，避免发生便秘，不要进食硬性及辛辣刺激性食物。

（5）注意保暖，不要用力挤眼，避免眼球受压和碰撞，不要咳嗽或大声说话，起床时不要过猛，防止过度弯腰低头和提取重物，以免腹压增加影响伤口愈合。

（6）不要自行打开眼部敷料并保持敷料干燥完整，以免伤口感染。术后 2 周内不用流水洗脸，防止眼内溅入污水或进异物，注意眼部卫生。

（7）术后用药，告知患者手术当日不点眼药，手术第 2 日早晨医生做暗室检查后，由护士换药并遵医嘱滴眼药。

（8）告知患者不得自行服用止痛药，以免延误病情；由于手术创口不适及患者精神紧张易引起失眠，应对患者进行心理疏导及安抚，但此时不宜用安定类催眠药物，因其有肌肉松弛作用，会加重前房角狭窄导致眼压升高。

（9）发生视网膜脱离的患者特别注意，术中玻璃体注气或注油应严格遵医嘱采取相应的体位，1～2周不乘坐飞机，因为飞机低气压有可能引起眼压升高，保证充足的睡眠，卧床休息1周。

### 3. 出院指导

（1）严格遵医嘱滴眼药或服药，不得自行停药或增减药量，用药后如有不适反应及时就诊。

（2）如出院后医嘱要求继续采用特殊体位，如俯卧位、侧卧位等，应严格遵医嘱，规律生活起居，适量运动。

（3）环境与心理护理：居室应定时通风，保持适宜的温度和湿度。患者保持情绪稳定，避免情绪紧张，保持良好的心理状态和积极健康向上的生活方式。

（4）排便：保持大小便通畅，防止便秘，如果用力排便会引起眼压升高。

（5）眼部护理：避免术眼受外力，注意用眼卫生，防止污水、异物进入眼内，不可用力揉眼，不可过度用眼，如长时间看书、看电脑、看电视。

（6）按规定时间复诊：遵医嘱时间（1周后及3个月内）按时来院复查，如发现异常，如眼睛胀痛、头痛、视力明显下降、视物有遮挡等，应及时就诊。

## 六、常见患者问题

（1）黄斑劈裂病程发展如何？

答：早期：出现黄斑区视网膜劈裂可多年无变化，若病灶在中心凹外可没有症状，若病灶位于中心凹可出现视物变形。中期：视网膜神经上皮与色素上皮分离，范围逐渐扩大。晚期：半板层裂孔，全层裂孔及视网膜脱离。20% ~ 50% MF 在 2 ~ 3 年内可发展为 MH 或 RD。

（2）术后视力能恢复到多少？

答：发生黄斑裂孔及 DR 术后视力差。

（3）黄斑劈裂和裂孔一样吗？

答：不一样，黄斑部视网膜某些层面之间互相分离，黄斑裂孔是指黄斑中心全层神经上皮缺失。

（4）术后当日需要用眼药水吗？

答：手术当日不需要用眼药水，因为手术后当天纱布覆盖可以保证眼部的休息，不要拿下眼部敷料滴眼药水，以免影响伤口恢复。

（5）出院回家以后可以洗澡吗？

答：最好不要洗澡，洗澡蒸汽过多进入眼内容易导致感染，不要用力揉眼睛，洗脸时尽量不要让水进入眼睛里，用干净的毛巾擦干净即可。

（6）术后回家可以做饭吗？

答：尽量不接触油烟，保持眼部清洁干燥，防止感染。

## 第四节　黄斑水肿

### 一、概念

黄斑水肿是指视网膜屏障破坏导致液体在黄斑区视网膜内积聚，可以由多种因素引起。

### 二、病因

多种原因可以导致黄斑水肿，如视网膜血管病变、眼内炎、眼内手术、外伤、黄斑前膜等。

### 病因分类

(1) 视网膜血管疾病。

(2) 眼部炎症疾病。

(3) 视神经疾病。

(4) 手术后。

(5) 遗传性营养不良。

(6) 眼内肿瘤。

(7) 长期使用他莫昔芬。

(8) 异常牵拉。

(9) 黄斑视网膜前膜。

## 三、临床表现

视物变形、变暗、视力下降，部分患者可能出现中心暗点。

## 四、治疗原则

黄斑水肿治疗分为药物治疗和手术治疗：

(1) 曲安奈德：用于治疗糖尿病性视网膜病变、视网膜静脉阻塞（RVO）、葡萄膜炎或内眼手术引起的黄斑水肿。

(2) 地塞米松缓释植入物：眼部或相邻部位有感染灶、进展性青光眼、对类固醇或植入物的载体过敏的患者禁用。

(3) 碳酸酐酶抑制剂。

(4) VEGF 抑制剂。

(5) 激光治疗。

(6) 手术治疗。

## 五、围术期护理

### 1. 术前护理

(1) 完善各种术前检查：全身检查、眼部检查、其他相关检查

（遵医嘱）。

（2）按医嘱应用抗生素眼药水，常规 3～4 次 / 日点眼。

（3）饮食：营养丰富、多纤维富含维生素、少刺激性、合理搭配，避免便秘。戒除不良嗜好：如吸烟、饮酒和经常喝咖啡、浓茶等。全麻手术者手术前 1 晚至次日手术前需禁食、禁水 6～8 h（具体时间由护士宣教告之）。局麻患者术日晨可进少量易消化食物，不宜过饱。

（4）休息与活动：保证充足睡眠，防止感冒及外伤。幼儿患者尤为注意避免因感冒、发热或外伤磕碰影响手术。

（5）手术前 1 日：协助患者整理个人卫生，沐浴、洗头、剪指甲、更换内衣，穿着清洁舒适患服，男性患者刮胡须，女性患者手术应避开月经期。与患者核对腕带信息及术眼是否与医嘱相符，并给予眼部体表标识，行术前处置，剪睫毛、泪道冲洗、冲洗结膜囊、消毒等。给予患者术前健康宣教，指导患者术中配合及防止咳嗽、打喷嚏的方法是用舌尖顶压上腭或用手指压人中。告知患者：术前充分休息，避免紧张情绪。

（6）手术日：测体温、脉搏、呼吸、血压、血糖，如有异常应及时通知医生。按时观察患者眼部情况，如瞳孔是否散大或缩小、有无红肿等不适症状。告知患者取下发卡、饰物、假牙、手表及其他金属物品，贵重物品交由家属保管。告知女患者勿带妆及将长发梳于一侧或两侧，以保证术中头部平躺。接到手术室通知手术时，首先通知患者入卫生间排空大小便，为患者测量血压及心率，给予患者术前用药，再次核对患者眼部情况，并核对腕带信息、体表标识、安全核查单、植入物票据、术中带药等，护送患者至手术室。

**2. 术后护理**

（1）心理护理：做好解释告知工作，缓解减轻患者心理压力，以免紧张诱发疾病加重。

（2）体位：嘱患者采取卧位，头部少活动，以免影响伤口愈合。

（3）饮食：清淡易消化、富含纤维及维生素软食，补充营养，避免发生便秘，不要进食硬性及辛辣刺激性食物。

（4）休息与活动：规律生活起居，嘱患者注意保暖，切勿着凉感冒。

（5）眼部护理告知：不要用力挤眼，避免眼球受压和碰撞，不要咳嗽或大声说话，起床时不要过猛，防止过度弯腰低头和提取重物，以免腹压增加影响伤口愈合。不要自行打开眼部敷料并保持敷料干燥完整，以免伤口感染。术后 2 周内不用流水洗脸，防止眼内溅入污水或进异物，注意眼部卫生。

（6）术后用药：遵医嘱全身及眼局部用药。告知患者手术当日不点眼药，手术第 2 日早晨医生做暗室检查后，由护士换药并遵医嘱滴眼药（特殊自备眼药除外）。告知患者不得自行服用止痛药，以免延误病情；由于手术创口不适及患者精神紧张易引起失眠，应对患者进行心理疏导及安抚，但此时不宜用安定类催眠药物，因其有肌肉松弛作用，会加重前房角狭窄，导致眼压升高。

（7）观察：监测眼压，观察有无头痛、眼痛、恶心、呕吐等症状，如出现以上症状应及时通知医生，给予处理。

**3. 出院指导**

（1）药物使用：演示滴眼药的流程及方法（检视患者滴眼药的操作直至达标）。告知患者滴眼药的注意事项，严格遵医嘱滴眼药或服药，不得自行停药或增减药量，用药后如有不适反应及时就诊。

（2）饮食：以高蛋白，高纤维素，富含维生素、微量元素，易消化食物为宜，如蔬菜、水果、牛奶、瘦肉等，防止便秘。糖尿病及高血压患者需严格控制原发病，合理安排膳食。高血压患者应低盐低脂肪饮食，糖尿病患者应遵循糖尿病饮食。避免吃刺激性及较硬的食物。有烟酒嗜好者应戒烟限酒。

（3）休息与活动：注意劳逸结合，规律生活起居。适量运动，如散步、打太极拳等。3个月内不做剧烈运动，避免外伤，以及酌情乘坐飞机等。

（4）环境与心理护理：居室应定时通风，保持适宜的温度和湿度。保持情绪稳定，避免情绪紧张，保持良好的心理状态和积极的健康向上的生活方式。

（5）眼部护理：避免术眼受外力挤压，注意用眼卫生，防止污水、异物进入眼内，不可用力揉眼，不可过度用眼，如长时间看书、看电脑、看电视。

（6）复诊：遵医嘱时间（出院后1周）按时来院复查，如发现异常如眼睛胀痛、头痛、视力明显下降、视物有遮挡等，应及时就诊。

### 六、常见患者问题

病情好转就停用药物和治疗，可以吗？

答：很多患者通过一段时间的治疗，病情得到控制就停止用药，间断治疗，这是绝对禁止的。黄斑水肿是慢性疾病，治疗一定要定期进行，病情得到控制及视力恢复稳定的情况下要进一步巩固治疗，治疗上一定要遵医嘱。

## 第五节　年龄相关性黄斑变性

### 一、概念

年龄相关性黄斑变性（age-related macular degeneration，AMD），是一种发病率随着年龄增加而上升，并可导致中心视力下降、视物变形的疾病。

## 二、病因

确切的原因尚不清楚。可能与遗传因素、环境影响、视网膜慢性光损伤、营养失调、代谢障碍等有关。目前普遍认为其最直接的病因是多种原因复合作用导致视网膜色素上皮的代谢功能衰退。

## 三、临床表现

AMD多发生于50岁以上的老年人，双眼先后发病或同时发病，主要表现为视力减退、视物变形，随着病情的发展，逐渐加重。

根据临床表现和病理改变分为两型：干性老年性黄斑变性和湿性老年性黄斑变性。

干性老年性黄斑变性或称萎缩型老年性黄斑变性、非渗出型老年性黄斑变性，起病缓慢，通常患者视力会不知不觉地减退，多数患者可能并没有发现，患者双眼病变程度相近。

湿性老年性黄斑变性或称为渗出型老年性黄斑变性，表现为突然单眼视力下降，另一只眼可能在较长时间后出现症状，患者常出现严重的中心视力丧失。病理特点是脉络膜新生血管（choroidal neovascularization，CNV）长入视网膜黄斑区，由于CNV发生渗漏和出血，导致视物变形、视野中央暗点。其中息肉状脉络膜血管病变（polypoidal choroidal vasculopathy，PCV）又为湿性老年性黄斑变性的一种特殊类型，病理表现为脉络膜分支血管网和血管网末端的膨大，这些异常血管网和膨大的血管不健康，容易向外渗漏液体，甚至破裂出血，造成患者眼底出血、视网膜水肿等而导致视力严重下降。

## 四、治疗原则

（1）一般治疗：对于干性老年性黄斑变性引起的视力下降，可行低视力矫正。

（2）药物治疗：对于湿性老年性黄斑变性患者，目前临床一线治疗方法是玻璃体内注射抗血管内皮生长因子（anti-vascular endothelial growth factor，anti-VEGF）药物。VEGF 可以使新生血管生长，诱发湿性老年性黄斑变性，anti-VEGF 可降低 VEGF 浓度，达到治疗效果，但目前临床 anti-VEGF 药物，需要进行多次注射，费用较高。

## 五、围术期护理

### 1. 术前护理

（1）完善各种术前检查：全身检查、眼部检查、其他相关检查（遵医嘱）。

（2）按医嘱应用抗生素眼药水，术前 3 天，每天 4 次。

（3）告知患者手术顺序，由中心手术室根据病情进行具体安排，因手术有不确定性，所以无法确定等待时间的长短，具体手术时间难以精确确定，请患者积极配合医护人员安排，耐心等候手术室及护士的通知。同时安抚患者紧张焦虑心理，以保证手术顺利进行。

### 2. 术后护理

（1）术后加盖无菌纱布，保护术眼，避免感染和碰伤。当天不要洗脸，术后 3 天不要淋浴，以免污水进入眼内引起眼部感染。

（2）术后休息 2 h，避免剧烈活动。

（3）术后眼前立即出现的絮状漂浮物可能是药物在玻璃体腔内飘动引起的，通常 1 周内消失。术后眼红是球结膜下出血，嘱患者不要揉眼，一般 1～2 周吸收，还有轻度异物感均是正常现象。

（4）保持头高位，注意休息，协助生活护理。

（5）饮食：清淡易消化，富含纤维及维生素软食，补充营养，避免发生便秘，不要进食硬性及辛辣刺激性食物。

（6）术后遵医嘱使用抗生素眼药滴眼治疗，预防眼内感染和减轻炎症反应。

（7）严密观察眼压变化，注射后 3 天内每天测眼压 2 ~ 3 次，维持眼压在 22 mmHg（1 mmHg ≈ 133.322Pa）以下。如有眼部疼痛或不适、眼红加重、畏光、视力下降、眼前漂浮物增加等情况，应及时通知医生。

**3. 出院指导**

（1）药物使用：演示滴眼药的流程及方法（检视患者滴眼药的操作直至达标）。告知患者滴眼药的注意事项，严格遵医嘱滴眼药或服药，不得自行停药或增减药量，用药后如有不适反应及时就诊。

（2）饮食：多摄入绿叶蔬菜、水果等富含维生素 C、维生素 E、锌、叶黄素的食物，多吃鱼，忌辛辣刺激性食物，少摄入高脂肪食物。严格戒烟限酒。如果患者患有心血管疾病或高血压，应遵医嘱服用药物并按照医生的知识控制病情。

（3）休息与活动：养成良好的生活习惯，避免精神紧张或劳累。进行适当的锻炼，以控制体重、血压、血脂，保持积极乐观的处事态度。

（4）眼部护理：避免术眼受外力挤压，注意用眼卫生，防止污水、异物进入眼内，不可用力揉眼，不可过度用眼，如长时间看书、看电脑、看电视。

（5）心理护理：由于视力下降造成的困扰和担忧使患者心存忧虑，与患者一起了解疾病知识，同时了解患者的心理变化，给予更多的关心与呵护。

（6）生活护理：避免光损伤，外出建议使用遮阳帽和遮阳镜，平时在强光下活动应佩戴遮光眼镜，日常生活中可选择低视力专用设备。

（7）复诊：遵医嘱时间按时来院复查，如发现眼部疼痛或其他不适，应及时就诊。

(8) 预防：老年性黄斑变性没有办法预防，可通过定期眼科检查、积极控制相关方面基础疾病、定期锻炼等降低其发病的风险。

## 六、常见患者问题

(1) 术后当日可以不遮盖无菌敷料吗?

答：需要遮盖无菌敷料，预防感染的同时保证术眼的休息，出院回家后即可摘掉。

(2) 术后眼部用药需要多长时间?

答：具体情况要医生根据患者病情而定，一般情况患者注射药物后使用眼药 1 周左右即可。

(3) 术后可以下地活动，可以出门吗?

答：可以，只要注意眼部卫生，防止眼部外伤磕碰即可，建议强光下佩戴遮光眼镜，避免光损伤。

(4) 黄斑变性怎样早期自我发现?

答：自我检测方法：50 岁以上的中老年人可经常用简单的方法自我测试，即用手遮住一只眼，另一只眼注视远方景物，检查视力是否下降。再注视直线条的物体，观察是否有物体的线条变弯，并注意是否有变小、变形现象，还要注意眼前有无黑影遮挡。一旦发现异常情况，及时到医院就诊。

(5) 黄斑变性怎样预防?

答：40 ~ 50 岁的人群应 2 ~ 4 年进行一次常规眼科检查。55 岁以上的人群应 1 ~ 2 年进行一次眼科检查。眼科检查有助于发现和确定黄斑变性的危险因素和早期迹象，这点非常重要。

(6) 什么是玻璃体腔注药术?

答：玻璃体腔注药术是将药物注射到玻璃体内，是眼科疾病的重要治疗方法之一。

(7) 玻璃体腔注药术后并发症有哪些?

答：并发症包括眼内炎、眼压升高、玻璃体出血、视网膜脱离、视网膜撕裂以及医源性晶状体损伤等，其中以眼内炎最为严重。

（8）玻璃体腔注药术做一次就可以了吗？

答：黄斑水肿、黄斑变性的视网膜新生血管一般不是一针见效，立竿见影，通常需要多次注射治疗，即每月 1 次，连续注射 3 个月，之后根据情况进行注射。

（9）玻璃体腔注药术后常见问题有哪些？

答：①玻璃体腔注药术后眼前出现絮状漂浮物，可能是药物在玻璃体腔内漂动引起，通常 1 周内消失。②玻璃体腔注药术后出现眼白（结膜）发红，可能是球结膜下出血导致，一般 10 ~ 15 天可被吸收。③玻璃体腔注药术后如果有明显的眼痛、睛红肿加重、视物明显模糊、对光敏感性增加以及其他全身不适症状，请立即联系医生。

# 第二章
# 视网膜疾病

# 第一节 视网膜脱离

## 一、概念

视网膜脱离是指视网膜神经上皮与色素上皮的分离，根据发病原因分为孔源性视网膜脱离、牵拉性视网膜脱离和渗出性视网膜脱离3类。

## 二、病因

（1）孔源性视网膜脱离：是最常见的类型。多由视网膜上裂孔或撕裂引起，该裂孔或撕裂液体通过并聚集在视网膜下方，从而将视网膜与其下组织分离。老化也是孔源性视网膜脱离的常见病因。随着年龄的增长，玻璃体可能会发生稠度改变并收缩或液化。通常情况下，玻璃体与视网膜表面分离而没有任何并发症。但这种情况下也可能出现以撕裂为表现的并发症，当玻璃体从视网膜上分离或剥脱时，它可能会牵拉视网膜，从而产生视网膜撕裂。如果不加以治疗，液态玻璃体会进入视网膜后方的空间，从而导致视网膜脱离。

（2）牵拉性视网膜脱离：当视网膜表面存在瘢痕组织且瘢痕组织在视网膜表面生长时，可能发生视网膜脱离。

（3）渗出性视网膜脱离：是由于液体在视网膜下聚集，但在视网膜上没有孔洞或裂口，液体多由渗出聚集。

## 三、临床表现

视网膜脱离的临床症状主要是眼前有飘浮物、有闪光感、视野模糊、出现黑影遮挡。视网膜脱离没有疼痛感，当出现视野缺损和视力降低迅速时要高度重视。

**典型症状**

（1）眼前有飘浮物：称为飞蚊症，眼前出现大量蚊子样的小黑点。

（2）闪光感：某一方位出现像闪电一样的亮光时，应警惕视网膜脱离的可能。

（3）视野模糊：当视网膜脱离波及后极部时，除中心视力下降外，尚有视物变形，出现视物扭曲、变小等。

（4）出现黑影遮挡：单纯的局限性视网膜脱离在早期会出现局部黑影，视网膜成像如同凸透镜一样是倒像成像，如左侧视网膜出现了脱离，会出现眼右侧的视力不清，出现固定的黑影视野缺损的表现。

（5）其他症状：部分患者会出现视力下降、视野缺损等症状，糖尿病、高血压合并视网膜脱离的患者可有高血压、糖尿病的症状。

## 四、治疗原则

临床上主要采用手术方法治疗。孔源性视网膜脱离和牵拉性视网膜脱离采用玻璃体切割术，渗出性视网膜脱离采用的是病因治疗。目的是修复视网膜撕裂、孔洞和脱离，减少玻璃体的牵拉，减少积液，使视网膜复位，从而恢复视力。

**手术治疗**

（1）巩膜扣带手术：通常用于年轻患者，视网膜脱离较新鲜、裂孔比较明确和单一的患者，在裂孔相应的眼球壁表面用硅胶向眼球内部顶压裂孔，从而封闭裂孔促进视网膜复位。

（2）玻璃体切割手术：适用于老年患者，玻璃体液化明显、裂孔多个位于不同位置或不明确者，通过以在眼球壁上制作的 3 个小孔样切口，进入眼球内部进行玻璃体切割，然后封闭裂孔。

（3）充气性视网膜固定术：在眼球中部注射气泡，气泡会漂至视网膜脱离区域，将剥离的视网膜轻压回眼底，然后再用冷冻探头（低温固定术）或激光（光凝固术）封闭视网膜裂孔。

## 五、围术期护理

### 1. 术前护理

（1）完善各种术前检查：全身检查、眼部检查、其他相关检查（遵医嘱）。

（2）按医嘱应用抗生素眼药水，常规 3～4 次 / 日点眼。

（3）饮食：营养丰富、富含多种维生素、少刺激性、合理搭配，避免便秘。戒除不良嗜好：如吸烟、饮酒和经常喝咖啡、浓茶等。全麻手术者，手术前 1 晚至次日手术前需禁食、禁水 6～8 h（具体时间由护士宣教告之）。局麻患者术日晨可进少量易消化食物，不宜过饱。高血压及糖尿病患者要遵内科医生的指导，低盐、低脂地饮食，或者遵循糖尿病的饮食。

（4）休息与活动：保证充足睡眠，防止感冒及外伤。卧床休息，必要时戴孔镜或包盖双眼，限制眼球活动，防止脱离范围扩大。协助患者取正确卧位，使网脱部位于最低位，利于检查及手术。幼儿患者尤为注意避免因感冒、发热或外伤磕碰影响手术。

（5）手术前 1 日：协助患者整理个人卫生，沐浴、洗头、剪指甲、更换内衣，穿着清洁舒适患服，男性患者刮胡须，女性患者手术应避开月经期，与患者核对腕带信息及术眼是否与医嘱相符，并给予眼部体表标识，行术前处置，剪睫毛、泪道冲洗、冲洗结膜囊、消毒、过敏试验等。给予患者术前健康宣教，指导患者术中配合及防止咳嗽、打喷嚏的方法是用舌尖顶压上腭或用手指压人中。告知患者：术前充分休息，避免紧张情绪，手术顺序由中心手术室根据病情进行具体安排，因手术有不确定性，所以不确定等待时间的长短，具体手术时间难以精确确定，积极配合医护人员安排，耐心等候手术室及护士的通知。

（6）手术日：术晨按医嘱术前用药，如滴散瞳眼药、静脉输入20%甘露醇等；测体温、脉搏、呼吸、血压、血糖，如有异常应及时通知医生。按时观察患者眼部情况，如瞳孔是否散大、有无红肿等不适症状。告知患者取下发卡、饰物、假牙、手表及其他金属物品，贵重物品交由家属保管。告知女患者勿带妆及将长发梳于一侧或两侧，以保证术中头部平躺。接到手术室通知手术时，首先通知患者入卫生间排空大小便，为患者测量血压及心率，给予患者术前用药，再次核对患者眼部情况，并核对腕带信息、体表标识、安全核查单、植入物票据、术中带药等，护送至手术室。

（7）心理护理：网脱因卧位、时间及活动限制，易产生焦虑、忧郁心理，应鼓励患者树立战胜疾病的信心，告知及早治疗可以控制脱离范围的扩大和有利于恢复，减少损害程度，使患者理解病程，帮助其及时适应角色。

**2. 术后护理**

（1）全麻患者手术后去枕平卧位，头偏向一侧至逐渐清醒，保持呼吸道通畅，以免引起呛咳及麻醉作用引起头痛。禁食水：儿童4 h后完全清醒可少量进食水、奶等；成人6 h后如可以咳嗽、吐痰可以饮水，8 h后可以少量进水及食物（特殊情况遵医嘱）。

（2）局麻患者则根据医嘱采取卧位，协助患者取正确卧位。无特殊要求者，术日向术眼对侧卧或平卧，次日可坐起，避免低头，巨大裂孔及网膜下积液，应将裂孔置于最低位。玻璃体注气术后应将裂孔置最高位。头部少活动，以免影响伤口愈合。

（3）饮食：清淡易消化、富含纤维及维生素软食，补充营养，避免发生便秘，不要进食硬性及辛辣刺激性食物。

（4）休息与活动：规律生活起居，患者注意保暖，切勿着凉感冒。

（5）眼部护理告知：不要用力挤眼，避免眼球受压和碰撞，不要咳嗽或大声说话，起床时不要过猛，防止过度弯腰低头和提取重物，以免腹压增加影响伤口愈合。不要自行打开眼部敷料并保持敷料干燥完整，以免伤口感染。术后 2 周内不用流水洗脸，防止眼内溅入污水或进异物，注意眼部卫生。

（6）术后用药：遵医嘱全身及眼局部用药。告知患者手术当日不点眼药，手术第 2 日早晨医生做暗室检查后，由护士换药并遵医嘱滴眼药（特殊自备眼药除外）。告知患者不得自行服用止痛药，以免延误病情；由于手术创口不适及患者精神紧张易引起失眠，应对患者进行心理疏导及安抚，但此时不宜用安定类催眠药物，因其有肌肉松弛作用，会加重前房角狭窄，导致眼压升高。

（7）观察：监测眼压，观察有无头痛、眼痛、恶心、呕吐等症状，如出现以上症状应及时通知医生，给予处理。

3. 出院指导

（1）减少头部活动，避免突然增加压力和震荡，引起再次网脱。

（2）严格按医嘱保持正确卧位及时间。

（3）如出现眼前黑影、闪光感、视力下降、视物变形等，应立即卧床休息，及时检查。

（4）环扎术后 6 个月验光矫正。

（5）出院后 1 周复查，1 个月后每 2 周复查 1 次，3 个月后每月复查 1 次，半年后 3～6 月复查 1 次。

（6）出院后 1 个月可室内活动，2 个月恢复室内工作，3 个月后可从事各种活动，但避免震动，半年内避免参加重体力劳动。

（7）视网膜脱离患者的护理以促进视网膜恢复为原则，保持一种非常特殊的体位，包括俯卧位或者侧卧位，甚至有一些胸膝位，术后要避免剧烈运动。

（8）玻璃体腔气体填充的患者，在气体存留期间不要乘坐飞机、动车等交通工具。在手术修复视网膜后，医生可能会提供一些保护和恢复视力的建议，如佩戴眼罩或使用某些眼药水。建议遵医嘱进行护理和用药，用药出现不适症状，要及时就诊。

## 六、常见患者问题

（1）视网膜脱离术后预后情况？

答：视网膜脱离时间越短，视力预后越好，脱离时间越长，视力预后差。视网膜脱离 1 年以上，即使手术成功，视功能也不易恢复。

（2）出院后有哪些注意事项？

答：视网膜脱离手术出院后的注意事项，主要是要严格根据医嘱采取合适的体位。因为视玻璃体切割手术为了让视网膜永久性的复位，会选用填充剂让视网膜展平，这种填充剂临床上最常用的是惰性气体和硅油。这种气体或硅油顶压视网膜，让视网膜愈合，要采取俯卧位，也就是脸朝下、趴着睡的方式。一般惰性气体要经过 40 天左右才会完全被吸收，所以俯卧的时间要长达 40 天左右，而硅油填充的患者，一般 3 个月以后才能取硅油，所以在术后的 1 个月一般尽量采取俯卧位，在此以后可以采用侧卧位。尽量不要采用仰卧位，因为硅油或气体会跟晶状体顶压，造成并发性白内障，而且对视网膜的顶压效果也会降低。视网膜脱离术后还要定期复查，看有没有眼压升高，因为很多视网膜脱离术后的患者，有可能会造成短期的眼压升高，还要注意点抗生素或糖皮质激素类的眼药水，预防发炎和感染。

（3）术后高眼压如何护理？

答：遵医嘱用药，不得随意减量或停药，定期复诊。

（4）视网膜脱离术后俯卧位需多长时间？

答：视网膜脱离术后俯卧位需多长时间，主要是看手术方式，如果是眼内注入硅油，通长需要俯卧 3 个月左右，直到取出硅油；如果眼内注入惰性气体，通长 1 个月左右气体就可以被吸收，就不需要再采取俯卧位了。

（5）滴眼药水时一次滴多少合适？

答：正常情况下，眼药水 1 滴大概为 0.04 mL。一般眼药水通常都是滴 1 ~ 2 滴，因为点多了眼部吸收不了，点眼后要闭上眼睛休息几分钟，可以使滴眼液的成分被更好地吸收利用以达到治疗目的。

（6）术后眼睛有异物感如何处理？

答：由于术中医生在结膜缝线和（或）术前准备时剪掉睫毛等原因会有异物感，拆线后或睫毛长出后可缓解。

## 第二节　糖尿病性视网膜病变

### 一、概念

糖尿病性视网膜病变是糖尿病常见眼部并发症及致盲性眼病，主要以视网膜血管改变为病理特征，表现为视网膜毛细血管周细胞的丢失和血管通透性增加。眼底表现为视网膜渗出水肿、新生血管、出血及增殖膜形成，严重威胁患者的视觉健康。

### 二、病因

糖尿病患者因高血糖导致全身各组织器官的微血管发生病变，微血管的周细胞坏死，随后内皮细胞变薄，内屏障功能受损，血管内的液体成分由管内渗入组织中，造成各器官病变和功能障碍。当破坏视网膜微血管时，便可诱发糖尿病性视网膜病变。病变早期以形成微血管瘤为主，微血管瘤破裂出血后渗入视网膜。后期视网膜表面长出新生血管，这些血管一旦破裂，就会引起眼球内出血、视力模糊以及纤维增殖，当纤维组织牵拉视网膜时就会导致视网膜脱落，不及时治疗即可丧失视力。糖尿病性视网膜病变主要与糖尿病持续的时间及血糖水平高低等有关。

## 三、临床表现

早期不出现任何症状，但感觉到视力有所减退时，病变已经很严重了。主要症状表现为视力模糊、视野丧失、飞蚊症等。

**症状分类**

（1）非增生性糖尿病性视网膜病变：非增生性糖尿病性视网膜病变是第一阶段，表现为视网膜血管损伤、血管通透性增加、基底膜增厚、视网膜毛细血管周细胞丢失，眼底可以表现为微血管瘤、出血、硬渗、棉絮斑，视力下降可不明显。

（2）增生性糖尿病性视网膜病变：非增生性糖尿病性视网膜病变可进一步发展为增生性糖尿病性视网膜病变，表现为病理性新生血管生长、玻璃体出血、纤维增殖和牵拉性视网膜脱离，导致不可逆的视力丧失和全盲。

（3）典型症状：糖尿病性视网膜病变的典型症状是视力模糊、视野损失、飞蚊症等。

（4）伴随症状：糖尿病性视网膜病变的主要伴随症状是血糖升高。其他可能伴有糖尿病肾病等，都是由于血糖增高导致的并发症。

## 四、治疗原则

非增殖性糖尿病性视网膜病变，应控制血糖、定期检查眼底，预防病情进一步发展；增殖性糖尿病性视网膜病变，需进行抗新生血管、视网膜激光光凝及玻璃体切割术治疗。

（1）家庭处理：患有糖尿病的患者应注意血糖监测，注意视力监测，一旦有突发的视力下降，应及时就诊。

（2）药物治疗：

①胰岛素注射液及口服药物降血糖治疗。②抗新生血管治疗，主要用于抑制及消退新生血管及黄斑水肿。

（3）全视网膜激光光凝是针对增殖性糖尿病性视网膜病变患者实施的基本治疗措施，可抑制新生血管、降低视网膜氧耗、改善眼底血管微循环。

（4）玻璃体切割术：当出现玻璃体积血、牵拉性视网膜脱离时可以采取手术治疗，部分患者可以恢复有用视力。

## 五、围术期护理

### 1. 术前护理

（1）按眼科一般护理常规。

（2）了解患者病情及全身情况，监测其血糖、血压变化，发现异常及时联系医生，使血糖、血压值控制在正常水平，以减少其继续对视网膜微血管的损坏。

（3）患者一旦出现视网膜出血时，禁忌激烈运动，减少头部活动，适当卧床休息。

（4）饮食是治疗糖尿病的基础，糖尿病患者要有合适的总热量，规律的餐饮等要求，根据体力和脑力强度计算每餐中的碳水化合物、脂肪、蛋白质的分配比例，尤其是超重的和肥胖的患者应减轻体重，积极控制高血糖、脂质代谢紊乱和高血压。

（5）要根据患者的病情、经济情况、药物的适应及毒副作用等为患者选择成本低廉、效果好、副作用小的治疗方案，并和患者仔细讲解药物的名称、剂量、注意事项可能出现的副作用及处理方法，使患者坚持合理用药。

（6）频繁发生的低血糖反应也可使糖尿病性眼病加重，所以要指导患者熟悉低血糖的常见表现、预防方法及处理措施，备好饼干等食物。

（7）阿司匹林能降低血液黏稠度，减少视网膜血管渗透，但长期使用会引起胃部不适、出血等副作用，应注意观察和询问患者。

（8）玻璃体切除术患者按玻璃体切除术护理常规执行。

（9）应用降糖药，注射胰岛素要注意在餐前准时、按量注射，定期评估注射部位，以防局部皮肤感染。

（10）遵医嘱准时监测血糖，及时做好记录，密切观察 24 h 血糖变化，发现异常及时报告医生。

（11）糖尿病性视网膜病变轻症患者，每天应该进行适当的运动，积极调理好自己的饮食，遵医嘱用药，避免症状加重。

（12）糖尿病性视网膜病变重症患者，应该避免剧烈的运动。否则会引起眼底出血及晕倒等。

（13）心理护理：对患者进行心理护理非常重要。正确对患者进行情绪疏导与健康教育，可纠正患者对疾病的错误认知，自觉养成良好的生活习惯，纠正可能导致病情加重的行为，增强自我管理意识，减轻负性情绪所致的应激反应，减慢疾病进展。

**2. 术后护理**

（1）激光凝固法对严重的前增殖性、增殖性视网膜病变或黄斑部水肿的早期治疗效果良好，行激光光凝术前，向患者讲解全视网膜激光光凝术治疗可以减少视网膜水肿及玻璃体出血，保持中心视力，是减少失明的一种方法。术后休息 1～2 天，少做头部向下运动。

（2）糖尿病患者在发病 5 年内或眼睛有任何症状时必须看眼科，以后每年追踪 1 次，眼科检查的项目除了视力、眼压的测量外，应包括散瞳后的眼底检查，必要时应做眼底荧光造影检查。

（3）有背景性视网膜病变或病变严重的患者，3～6 个月就医 1 次，怀孕患者在准备受孕前、怀孕后每 3 个月及产后 3～6 个月都必须看眼科。

（4）积极戒烟，吸烟会导致体内 CO 增加造成体内相对缺氧及血小板凝集，加速糖尿病性视网膜病变发生。

（5）密切观察患者视网膜病变的症状，例如视力模糊和视野缺损等。观察视力模糊的程度，定期监测患者的血糖情况。治疗原发病。

(6) 术后要根据医嘱按时点眼药，不要过度用眼，注意适当卧床休息。饮食应多食富含粗纤维的蔬菜，防止便秘，保持大便的通畅。对视网膜新生血管者，嘱其避免提重物、剧烈运动，以及处于头低位，以免眼静脉压升高引起新生血管或毛细血管破裂出血。光凝后 3 个月左右要再复查荧光血管造影，依据情况决定是否需要补充光凝，并且要定期复诊。

(7) 向患者说明当前激光治疗的有效性，尽管当前激光治疗有效，但以后仍有可能发生玻璃体出血或视网膜出血，这是因为糖尿病没有被根除，并非几次激光治疗可解决的范畴，仍需积极治疗糖尿病及相关的高血脂、高血压等危险因素。因光凝治疗治标不治本，所以必须配合中药治疗、综合疗法，以期最大限度地改善患者的视功能，延缓或阻止糖尿病性视网膜病变的进展，保证一定的生活质量。

## 六、常见患者问题

(1) 术后血糖控制在什么范围?

答：空腹血糖控制在 3.9 ~ 7 mmol/L，餐后 2 h 血糖控制在 3.9 ~ 11 mmol/L。

(2) 术后血压控制在什么范围?

答：收缩压控制在 90 ~ 140 mmHg，舒张压控制在 60 ~ 90 mmHg。

(3) 激光对眼睛是否有伤害?

答：激光治疗后患者会出现暂时性视力下降、视物模糊，是因为裂隙灯光照射后，视网膜被漂白及散瞳后调节麻痹所致，一般 5 h 内可恢复。少数患者有不同程度眼及头部疼痛，这是正常的激光术后反应，可遵医嘱给予口服止痛剂，多数患者 24 h 可消失。

(4) 术后预后效果怎么样?

答：增殖性糖尿病性视网膜病变五期及六期，也就是眼底出现了大量的增殖牵拉，引起了视网膜脱离，即使手术治疗，术后视力预后也不好。所以对于糖尿病性视网膜病变，建议早发现早治疗。对于晚期的糖尿病性视网膜病变，我们通过积极的干预，比如玻璃体切割手术、眼内注射抗 VEGF 药物，并配合全视网膜光凝治疗，有很大一部分患者也是可以获得理想的视力的，所以糖尿病性视网膜病变需要积极治疗。

## 第三节　高血压性视网膜病变

### 一、概念

高血压性视网膜病变是指由于血压升高引起的眼底相应改变，主要表现为血管痉挛、变窄、动脉硬化、反光增强，病情进一步加重以后会出现视网膜表面渗出、出血及棉絮斑，严重时可并发渗出性视网膜脱离。

### 二、病因

#### 1. 视网膜动脉的改变

（1）动脉管径的改变：高血压初期，局部自动调节机制使视网膜血管收缩、血管张力增加。持续的血压升高使视网膜动脉发生痉挛，表现为局限性或普遍性的动脉管径狭窄。此外，高血压导致局部微血管床的闭合，引起微梗死，出现脱脂棉样斑点及浅层出血。

（2）动脉管壁的改变：如果血压仍持续升高，长期痉挛的视网膜动脉发生硬化，表现为管壁透明度降低，管壁光反光增强。

#### 2. 视网膜静脉的改变

（1）静脉充盈迂曲：由于视网膜动脉血管狭窄变细，而静脉血管管径却无明显变化，二者之间有较大的血压差。血流通过毛细血管后，流速骤减，静脉血回流淤滞，导致静脉充盈，走行迂曲。

（2）视网膜静脉阻塞：中央静脉或视网膜分支静脉阻塞，为高血压病的常见表现。

3. 动–静脉交叉处的改变

为判断视网膜动脉硬化程度的重要依据。

## 三、临床表现

一般无明显症状，严重者可有头痛、视物模糊、视物变小或变形。早期不影响视力，后期视力有不同程度的下降。

## 四、治疗原则

首先要降低血压，通常情况下，在血压下降的几个月内，急性高血压的眼底异常改变会消失，高血压在得到有效的控制后，视盘水肿和视网膜水肿、出血及渗出等均可吸收消退，预后也较前为好。但是由于不可逆性的血管闭塞，部分 4 级眼底改变患者的视力丧失将不会恢复。

## 五、围术期护理

根据不同的治疗方法给予相应的护理措施，如视网膜水肿采用球内注药治疗方法，护理常规同玻璃体腔内注药术；对于出血需要行玻璃体切割术的患者，则采用玻璃体切割手术护理常规。

# 第四节　视网膜劈裂

## 一、概念

视网膜劈裂是指视网膜神经上皮层发生层间分离，可表现为不同层次和不同范围的劈裂，多发生在神经纤维层或外丛状层。

## 二、病因

（1）遗传性视网膜劈裂：胚胎时期，部分原始玻璃体与眼杯的内壁粘连，在玻璃体收缩时，视网膜内层被牵引。患者几乎全为男性，女性为病理基因携带者，符合 X 性连锁隐性遗传方式，故又称为 X 性连锁遗传性视网膜劈裂。

（2）变性性视网膜劈裂：一般发生在视网膜囊样变性的基础上，多为视网膜周边部外丛状层产生变性与分裂，视网膜在这个层次发生劈裂的原因为视网膜的血管网局限在视网膜内层，而视网膜外层缺乏血管组织而仅由细胞组成。视网膜的层间分裂，一般就发生在这内、外层之间。

## 三、临床表现

老年性视网膜劈裂患者常常无症状，也可以有视力下降。视网膜劈裂通常是双侧的，并且可以出现视网膜血管鞘和在高起的劈裂腔内壁出现“雪片”或“结霜”样改变。视野检查时可发现绝对性暗点，远视常见。玻璃体中无色素细胞或出血，偶尔可形成原发性视网膜脱离。

## 四、治疗原则

视网膜劈裂病变几乎是静止的，一般不进展或进展非常缓慢，所以无须治疗。在其形成视网膜脱离时应进行手术治疗。

## 五、围术期护理

### 1. 术前护理

（1）热情接待新患者，安置床位，介绍病室环境及入院须知，介绍责任护士、主管医师，及时通知医生诊治。

（2）遵医嘱进行分级护理。

（3）遵医嘱给予相应的饮食护理。

（4）新入院患者每日测生命体征，连续 3 日无异常改为每日 1 次；体温在 37.5° 以上每日测 4 次，连续 3 日正常后改为每日 1 次。每日记录大小便 1 次。

（5）入院后测体重，每周 1 次并记录。

（6）入院后测血压 1 次，每周 1 次并记录，特殊情况遵医嘱。

（7）保持病室整洁、安静、空气流通、光线柔和偏暗、避免强光刺激患眼及烟尘刺激，督促患者注意休息，对视力极差及双眼包扎的患者协助日常生活。告知患者眼睛应充分的休息，忌看电视、手机，少看书报，避免在强光或弱光下阅读，必要时外出佩戴有色眼镜保护眼睛。

（8）严格执行医嘱，按时滴眼药，使用多种眼药时，先滴刺激性小的眼药，后滴刺激性大的眼药，眼药之间应间隔 10 ~ 15 min；滴可能出现毒副作用的眼药如阿托品时，应压迫泪囊区 2 ~ 3 min，以防吸收导致毒副作用。

（9）及时巡视病房，做好相应的护理，加强心理护理。

**2. 术后护理**

（1）遵医嘱严格卧床休息 1 周。5 ~ 7 天后由床上活动到床周活动，逐渐增加活动量。在治疗好之后患者的眼睛因为被敷料所遮盖，要尽量多休息，减少活动量，避免出血。

（2）密切观察病情。如果患者在日常护理中出现眼睛痛的现象，要及时告知医生，不能擅自处理。另外休息环境也是很重要的，不要太过明亮，也不要太暗，家属要协助患者做好生活护理，满足其生活所需。

（3）多吃对视网膜恢复有利的食物。对视网膜有利的食物通常都是富含维生素 A 的食物，维生素 A 能够修复受损的视网膜，对于获得性视网膜劈裂患者很有帮助，比如胡萝卜、动物肝脏等。

## 六、常见患者问题

（1）获得性视网膜劈裂可以自愈吗?

答：获得性视网膜劈裂多见于老年人，临床主要以眼前闪光感或飞蚊症为主要表现。一般不能自愈，但是大多数患者的视力和眼底多年无明显变化，因此一般不需要治疗，当劈裂内外两层均有裂孔形成时，有可能引起视网膜脱离，因此需要定期检查。

（2）视网膜劈裂会导致失明吗?

答：视网膜劈裂有轻有重，重度劈裂并恰好位于黄斑区，会导致视力下降甚至失明。所以视网膜劈裂会不会失明，与轻重、发生部位有关。

# 第五节　急性视网膜坏死综合征

## 一、概念

急性视网膜坏死（acute retinal necrosis，ARN）综合征又称为桐泽型葡萄膜炎。急性视网膜坏死综合征是一种由病毒感染（主要为水痘 – 带状疱疹病毒和单纯疱疹病毒感染）引起的眼部疾病，典型表现为视网膜坏死、以视网膜动脉炎为主的视网膜血管炎、中度以上的玻璃体混浊，以及后期发生的视网膜脱离。

## 二、病因

该病由疱疹病毒家族引起，以水豆 – 带状疱疹病毒最常见，占 2/3，其次是单纯疱疹病毒，占 1/5。根据发病年龄不同，其致病的病毒种类有所不同，年轻人发病多由单纯疱疹病毒Ⅰ型引起，而年龄较大的患者则多为带状疱疹所致。

## 三、临床表现

急性视网膜坏死综合征以视网膜动脉炎、视网膜坏死及严重葡萄膜炎为其特征。本病单眼发病多，双眼发病约占37%，任何年龄均可发生，男性稍多于女性。急性炎症期会表现为眼睛红痛等症状，早期出现视物模糊、眼前黑影，眼前段为葡萄膜炎的表现。后期会出现视网膜动脉炎、视网膜坏死，甚至视网膜脱离等。

## 四、治疗原则

一般明确诊断以后需要立即抗病毒治疗，激素减轻炎症反应，如果发现已经出现了明显的视网膜脱离或者是玻璃体混浊、有牵拉形成，应该尽快行玻璃体手术治疗，防止病情进一步恶化。在炎症缓解期，如果发现视网膜有萎缩部位，可以考虑激光光凝其周围健康视网膜。

### 1. 非手术治疗

（1）抗病毒治疗：可静脉滴注阿昔洛韦500 mg，每天3次，或者更昔洛韦250 mg静脉滴注，每天2～3次，连续10～14天，之后改为口服抗病毒药物，阿昔洛韦（100～800 mg，每天5次），和丽珠威（0.3 g，每天2次），连续使用45天至2个月。如果药物治疗效果不好，患者应考虑进行外层视网膜坏死治疗，应用更多联合用药。

（2）抗凝剂：应用阿司匹林（500～650 mg/d）、肝素和华法林等。

（3）抗炎治疗：肾上腺糖皮质激素类药物在ARN治疗中早期使用十分重要，可减缓炎症，但必须与抗病毒药物同时使用。在急性期一般口服泼尼松，没有禁忌证时应连续使用6～8周，然后逐渐减量。

（4）激光光凝及手术：只要屈光间质清晰，应尽早进行激光光凝，预防发生视网膜脱离，激光作用的部位应在视网膜坏死病灶边缘，但激光不能阻断坏死病灶的发展，因此，如果坏死的视网膜范围越过其激光斑边缘，就应在新的病灶边缘再次激光封闭，尽管做激光光凝仍有 50% 的 ARN 患者发生视网膜脱离。

（5）其他：在抗病毒抗炎症的同时，可以给予改善微循环及活血化瘀类中药，常用药包括羟苯磺酸钙分散片、复方血栓通胶囊、银杏叶片剂和针剂。

**2. 手术治疗**

视网膜脱离外路手术：适用于屈光间质、无明显混浊、周边孔源性视网膜脱离以及玻璃体无明显增生的病例。

（1）玻璃体手术：适用于玻璃体混浊至眼底不清、大面积坏死引起的视网膜脱离，通过手术清除混浊玻璃体，剥离视网膜前膜，明显的玻璃体增生，视网膜脱离风险增多。

（2）视神经鞘开窗减压术：适用于视神经鞘膨胀引起严重视力下降患者。

## 五、围术期护理

**1. 术前护理**

（1）完善各种术前检查：全身检查、眼部检查、其他相关检查（遵医嘱）。

（2）按医嘱应用抗生素眼药水，常规 3 ~ 4 次 / 日点眼。

（3）饮食：营养丰富、多纤维富含维生素、少刺激性、合理搭配，避免便秘。戒除不良嗜好：如吸烟、饮酒和经常喝咖啡、浓茶等。全麻手术者，手术前 1 晚至次日手术前需禁食、禁水 6 ~ 8 h（具体时间由护士宣教告之）。局麻患者术日晨可进少量易消化食物，不宜过饱。

（4）休息与活动：保证充足睡眠，防止感冒及外伤。练习去枕平卧位、半卧位和俯卧位（玻璃体切割手术患者），为适应手术做准备。幼儿患者尤为注意避免因感冒、发热或外伤磕碰影响手术。

(5) 手术前1日：协助患者整理个人卫生，沐浴、洗头、剪指甲、更换内衣，穿着清洁舒适患服，男性患者刮胡须，女性患者手术应避开月经期，与患者核对腕带信息及术眼是否与医嘱相符，并给予眼部体表标识，行术前处置，剪睫毛、泪道冲洗、冲洗结膜囊、消毒、过敏试验等。给予患者术前健康宣教，指导患者术中配合及防止咳嗽、打喷嚏的方法是用舌尖顶压上腭或用手指压人中。告知患者：术前充分休息，避免紧张情绪。

(6) 手术日：术晨按医嘱术前用药，如滴缩瞳或散瞳眼药、静脉输入20%甘露醇等；测体温、脉搏、呼吸、血压、血糖，如有异常应及时通知医生。按时观察患者眼部情况，如瞳孔是否散大或缩小、有无红肿等不适症状。告知患者取下发卡、饰物、假牙、手表及其他金属物品，贵重物品交由家属保管。告知女患者勿带妆及将长发梳于一侧或两侧，以保证术中头部平躺。接到手术室通知手术时，首先通知患者入卫生间排空大小便，为患者测量血压及心率，给予患者术前用药，再次核对患者眼部情况，并核对腕带信息、体表标识、安全核查单、植入物票据、术中带药等，护送至手术室。

**2. 术后护理**

(1) 全麻患者手术后去枕平卧位，头偏向一侧至逐渐清醒，保持呼吸道通畅，以免引起呛咳及麻醉作用引起头痛。禁食水：儿童4 h后完全清醒可少量进食水、奶等；成人6 h后如可以咳痰可以饮水，8 h后可以少量进水及食物（特殊情况遵医嘱）。

(2) 局麻患者则根据医嘱采取卧位，头部少活动，以免影响伤口愈

(3) 饮食：清淡易消化、富含纤维及维生素软食，补充营养，避免发生便秘，不要进食硬性及辛辣刺激性食物。

(4) 休息与活动：规律生活起居，患者注意保暖，切勿着凉

感冒。

（5）眼部护理告知：不要用力挤眼，避免眼球受压和碰撞，不要咳嗽或大声说话，起床时不要过猛，防止过度弯腰低头和提重物取重物，以免腹压增加影响伤口愈合。不要自行打开眼部敷料并保持敷料干燥完整，以免伤口感染。术后2周内不用流水洗脸，防止眼内溅入污水或进异物，注意眼部卫生。

（6）术后用药：遵医嘱全身及眼局部用药。告知患者手术当日不点眼药，手术第2日早晨由医生暗室检查后，由护士换药并遵医嘱滴眼药（特殊自备眼药除外）。告知患者不得自行服用止痛药，以免延误病情；由于手术创口不适及患者精神紧张易引起失眠，应对患者进行心理疏导及安抚，但此时不宜用安定类催眠药物，因其有肌肉松弛作用，会加重前房角狭窄，导致眼压升高。

（7）观察：监测眼压，观察有无头痛、眼痛、恶心、呕吐等症状，如出现以上症状应及时通知医生，给予处理。

### 3. 出院指导

（1）药物使用：演示滴眼药的流程及方法（检视患者滴眼药的操作直至达标）。告知患者滴眼药的注意事项，严格遵医嘱滴眼药或服药，不得自行停药或增减药量，用药后如有不适反应及时就诊。

（2）饮食：以高蛋白，高纤维素，富含维生素、微量元素，易消化为宜，如蔬菜、水果、牛奶、瘦肉等，防止便秘。糖尿病及高血压患者需严格控制原发病，合理安排膳食。高血压患者应低盐低脂肪的饮食，糖尿病患者应遵循糖尿病饮食。手术后的患者应避免吃刺激性及较硬的食物。有烟酒嗜好者应戒烟限酒。

（3）休息与活动：告知患者按医嘱采取卧位的重要性，如俯卧位、侧卧位、仰卧位等。注意劳逸结合，规律生活起居。适量运动，如散步、打太极拳等。3个月内不做剧烈运动，避免外伤及酌情乘坐飞机等。

（4）环境与心理护理：居室应定时通风，保持适宜的温度和湿度。保持情绪稳定，避免情绪紧张，保持良好的心理状态和积极健康向上的生活方式。

（5）眼部护理：避免术眼受外力，注意用眼卫生，防止污水、异物进入眼内，不可用力揉眼，不可过度用眼，如长时间看书、看电脑、看电视。

（6）复诊：遵医嘱时间（1 周后及 3 个月内）按时来院复查，如发现异常，如眼睛胀痛、头痛、视力明显下降、视物有遮挡等，应及时就诊。

## 六、常见患者问题

（1）急性视网膜坏死综合征会导致失明吗？

答：急性视网膜坏死综合征会导致失明。急性视网膜坏死综合征起病急骤，进展迅猛，预后不佳，严重威胁着患者的视力。

（2）预后情况怎么样？

答：患者的视力预后可有很大不同，在未全身应用抗病毒药物治疗、未行预防性激光光凝和显微玻璃体切除手术之前，2/3 以上的患者最后视力降至 0.1 以下。随着上述治疗方法的应用，患者视力预后已有明显改善。如未出现影响黄斑区的视网膜脱离和视神经炎，患者视力预后尚可。患者的视力预后很大程度上取决于是否出现视网膜脱离、视神经萎缩和视网膜血管闭塞的程度。

（3）急性视网膜坏死综合征有哪些危害？

答：急性视网膜坏死综合征后期会造成视力下降，严重者可造成视网膜脱离、视神经萎缩，甚至眼球萎缩。

# 第六节　中心性浆液性脉络膜视网膜病变

## 一、概念

中心性浆液性脉络膜视网膜病变（central serous chorioretinopathy，CSC），简称“中浆”，是指黄斑区或者后极部由于色素上皮屏障功能受损，液体进入神经上皮下导致的局限性神经上皮脱离。

## 二、病因

本病的确切病因尚不清楚。但是一致认为原发病灶在视网膜色素上皮和脉络膜毛细血管。本病常因精神紧张和过度疲劳等诱发。至于这些诱因何以能导致脉络膜毛细血管通透性增加，至今尚无一致认识。另外，色素上皮细胞与细胞之间有封闭小带紧密结合，在脉络膜与神经上皮层之间有着良好的屏障作用；色素上皮细胞有浆液体朝向脉络膜毛细血管排出的生理泵功能，只有在屏障作用及生理泵功能遭受损伤时，浆液性漏出才能潴留于神经上皮层下而形成中浆。关于中浆发病时色素上皮层这些生理机制的破坏，是发生于脉络膜毛细血管渗漏之前还是继发于其后的问题，目前尚无法予以确定。

## 三、临床表现

视力下降一般程度较轻，看东西变形、变小、变暗。

## 四、治疗原则

（1）无有效药物，该病为自限性，消除诱因，多可自行恢复。

（2）视网膜激光治疗：①有明显荧光渗漏，渗漏点位于视盘－黄斑纤维束以外，离中心小凹 500μm 以上，浆液性脱离严重者；

②有面积较大的神经上皮层脱离，伴有直径为1PD以上的色素上皮层脱离者；③病程3个月以上仍见到荧光渗漏，并有持续存在的浆液性脱离者。

（3）光动力疗法（photodynamic therapy，PDT）：一些慢性中心性浆液性脉络膜视网膜病变，疾病后期并发脉络膜新生血管膜患者，可考虑行光动力疗法。

（4）微脉冲激光治疗：慢性中心性浆液性脉络膜视网膜病变。

## 五、围术期护理

（1）PDT治疗前准备：

①测生命体征、视力并记录。②布置暗室及准备避光物品，如宽檐帽子、太阳镜、长袖衣裤、袜子、手套。③治疗前2 h开始滴散瞳剂。④治疗前滴眼部表麻药。

（2）PDT配合程序：

①开放静脉通路。②输注药物，全部药物在10 min内输注完毕，密切注意病情变化，如果注射局部出现药液渗漏，引起患者局部皮肤严重疼痛、肿胀、变色，应立即停止注射。药物注射完毕后再用10 mL灭菌注射用水冲洗管道中的残余药液。③医生于开始静脉注射药液后第15分钟进行激光治疗，此时需要患者配合医生固定好头部位置，保证激光治疗部位的准确。

（3）PDT治疗后护理：

①拔针后保证正确按压手法和时间。②治疗后嘱患者穿上长袖衣裤，戴深色太阳镜后方可离去。特别强调避光的重要性，若患者在治疗期间暴露于强烈的阳光下，几分钟内就会引起灼伤。故要求患者在治疗后48 h内严格避光，避免阳光、手术用光等直射。患者如果有肝肾疾病或正在服用影响肝功能的药物时应延长避光时间。5天后可恢复正常户外活动。40岁以上的人最好采用双焦点镜片，或者在打字的时候配戴度数较低的眼镜。中浆患者注意不要强

光直射眼睛，另外应防止眼部外伤。如果出现眼睛发红、有灼伤或有异物感、眼皮沉重、看东西模糊，甚至出现眼球胀痛或头痛，休息后仍无明显好转，应及时就医。

（4）心理护理：保持良好的心理状态，避免紧张情绪。

（5）饮食护理：合理饮食，补充营养及维生素，少吃刺激性食物，多吃各种水果，特别是柑橘类水果，还应多吃绿色蔬菜、粮食、鱼和鸡蛋。多喝水对减轻眼睛干燥也有帮助。戒烟限酒，严格控制原发病。

（6）休息与活动：应适当休息，避免过度用脑及体力活动，少看电视及书报，注意劳逸结合，保持身心健康。积极锻炼身体，增强体质，预防感冒。

（7）复查：患者应定期复查，预防复发，如自觉有复发症状，应及早诊治。

## 六、常见患者问题

（1）中浆的发病人群有哪些？

答：中浆患者大多为青壮年男性。发病年龄为 20～45 岁，发病高峰在 40 岁前后。男女之比为 5∶1 至 10∶1。90% 以上为单眼受害，左、右眼无差别。

（2）中浆该如何预防？

答：本病真正病因不明，有自愈及复发倾向。多由于精神紧张、睡眠不佳、过度疲劳、病源及全身性感染、过敏性病、外界寒冷影响等因素诱发，因此应积极预防。

（3）该病的预后如何？

答：本病为一种自限性疾病，多数病例能自行痊愈。中心视力约在 3 个月内恢复，变视、小视、景色变暗等症状则需 6 个月左右才逐渐消失。但也有部分病例迁延反复，致视功能呈不可逆性障碍，黄斑部分色素紊乱，色泽暗污。

（4）中浆患者在治疗期间，生活中有哪些注意事项？

答：禁烟戒酒，吸烟与饮酒都不利于中浆的恢复，甚至还会加重病情。禁忌过于疲劳，患病后一定要调整好心态，不要焦虑、紧张，更不能疲劳、熬夜，要保持充足的睡眠才有利于病情的恢复。治疗期间禁用激素药物，激素药物会加重中浆的病情，无论是眼部局部用的激素滴眼液，例如妥布霉素地塞米松滴眼液、氟米龙滴眼液等，还是口服的激素药物，例如泼尼松片等，都会导致病情加重。

# 第七节 Coats病

## 一、概念

Coats 病又称为外层渗出性视网膜病变（external exudative retinopathy）。1908 年首先由 Coats 报道，当时将本病分为 3 种类型：①不伴有血管改变的渗出性视网膜病变；②伴有血管异常和出血的渗出性视网膜病变；③有血管瘤和动静脉交通的渗出性视网膜病变。后来认为第 3 种类型是一种独立血管病，应称为 von Hippel 病，故不再包括于 Coats 病一类内。1956 年 Reese 发现患者是从视网膜毛细血管扩张发展成典型的 Coats 病，所以称本病为视网膜毛细血管扩张症（retinal telangiectasis）。

## 二、病因

Coats 病因迄今不明。虽然曾有作者认为可能与炎症有关，但很少患者有炎症病灶发现。早年报道的 Coats 病多是青少年型乃至幼儿型，多数有粟粒状动脉瘤，其原因可能为胎儿发育期母亲罹病，或其他原因致发育障碍。故认为视网膜血管壁的先天异常，可能是产生 Coats 病的原因。

## 三、临床表现

早期无自觉症状，由于多为单眼发病，又多发生于儿童和青少年，故常不为患者自己发觉，直至视力显著下降或瞳孔出现黄白色反射，或眼球外斜始引起注意。

眼底表现：视网膜渗出和血管异常。视网膜渗出呈白色或黄白色，位于血管下视网膜深层，也可部分遮盖血管，并可隆起高达数个屈光度。渗出附近常可见点状发亮的胆固醇结晶小体及点状、片状出血。病变区的血管明显异常，血管扩张迂曲，管壁呈囊样、枝形或花圈状等异常形态，并可伴有新生血管或血管间交通支。

## 四、治疗原则

无特效疗法。

（1）光凝疗法：对早期病例效果较好。

（2）冷冻疗法：可单独使用或与激光联合使用，有一定疗效。

（3）透热凝固术：在缺乏激光设备时可试用巩膜表面透热凝固术于相应病变区，部分病例有效。

（4）手术治疗：如有前膜形成和视网膜脱离，可做玻璃体切除术和视网膜切开，去除视网膜下渗出，保留部分视网膜功能和视力。

（5）其他治疗：肾上腺皮质激素，效果不确切，可减轻水肿，使病情暂时缓解，不能控制病情进展。

（6）以往有用X线照射治疗的，疗效不确实。对本病的并发症如继发性青光眼或白内障等，可根据具体病情考虑手术对症治疗。

（7）抗新生血管治疗：对于减轻网膜水肿、出血有一定帮助。

## 五、围术期护理

### 1. 术前护理

(1) 完善各种术前检查：全身检查、眼部检查、其他相关检查(遵医嘱)。

(2) 按医嘱应用抗生素眼药水，常规 3 ~ 4 次 / 日点眼。

(3) 饮食：营养丰富、富含多种维生素、少刺激性、合理搭配、避免便秘。戒除不良嗜好：如吸烟、饮酒和经常喝咖啡、浓茶等。全麻手术者，手术前 1 晚至次日手术前需禁食、禁水 6 ~ 8 h(具体时间由护士宣教告之)。局麻患者术日晨可进少量易消化食物，不宜过饱。

(4) 休息与活动：保证充足睡眠，防止感冒及外伤。练习去枕平卧位、半卧位和俯卧位（玻璃体切割手术患者），为适应手术做准备。幼儿患者尤为注意避免因感冒、发热或外伤磕碰影响手术。

(5) 手术前 1 日：协助患者整理个人卫生，沐浴、洗头、剪指甲、更换内衣，穿着清洁舒适患服，男性患者刮胡须，女性患者手术应避开月经期，与患者核对腕带信息及术眼是否与医嘱相符，并给予眼部体表标识，行术前处置，剪睫毛、泪道冲洗、冲洗结膜囊、消毒、过敏试验等。给予患者术前健康宣教，指导患者术中配合及防止咳嗽、打喷嚏的方法是用舌尖顶压上腭或用手指压人中。告知患者：术前充分休息，避免紧张情绪。

(6) 手术日：术晨按医嘱术前用药，如滴缩瞳或散瞳眼药、静脉输入 20% 甘露醇等；测体温、脉搏、呼吸、血压、血糖，如有异常应及时通知医生。按时观察患者眼部情况，如瞳孔是否散大或缩小、有无红肿等不适症状。告知患者取下发卡、饰物、假牙、手表及其他金属物品，贵重物品交由家属保管。告知女患者勿带妆及将长发梳于一侧或两侧，以保证术中头部平躺。接到手术室通知手术时，首先通知患者入卫生间排空大小便，为患者测量血压及心率，给予患者术前用药，再次核对患者眼部情况，并核对腕带信息、体表标识、安全核查单、植入物票据、术中带药等，护送至手术室。

2. 术后护理

（1）全麻患者手术后去枕平卧位，头偏向一侧至逐渐清醒，保持呼吸道通畅，以免引起呛咳及麻醉作用引起头痛。禁食水：儿童 4 h 后完全清醒可少量进食水、奶等；成人 6 h 后如可以咳嗽、吐痰可以饮水，8 h 后可以少量进水及食物（特殊情况遵医嘱）。

（2）局麻患者则根据医嘱采取卧位，头部少活动，以免影响伤口愈合。

（3）饮食：清淡易消化、富含纤维及维生素软食，补充营养，避免发生便秘，不要进食硬性及辛辣刺激性食物。

（4）休息与活动：规律生活起居，患者注意保暖，切勿着凉感冒。

（5）眼部护理告知：不要用力挤眼，避免眼球受压和碰撞，不要咳嗽或大声说话，起床时不要过猛，防止过度弯腰低头和提取重物，以免腹压增加影响伤口愈合。不要自行打开眼部敷料并保持敷料干燥完整，以免伤口感染。术后 2 周内不用流水洗脸，防止眼内溅入污水或进异物，注意眼部卫生。

（6）术后用药：遵医嘱全身及眼局部用药。告知患者手术当日不点眼药，手术第 2 日早晨医生做暗室检查后，由护士换药并遵医嘱滴眼药（特殊自备眼药除外）。告知患者不得自行服用止痛药，以免延误病情；由于手术创口不适及患者精神紧张易引起失眠，应对患者进行心理疏导及安抚，但此时不宜用安定类催眠药物，因其有肌肉松弛作用，会加重前房角狭窄，导致眼压升高。

（7）观察：监测眼压，观察有无头痛、眼痛、恶心、呕吐等症状，如出现以上症状应及时通知医生，给予处理。

### 3. 出院指导

（1）药物使用：演示滴眼药的流程及方法（检视患者滴眼药的操作直至达标）。告知患者滴眼药的注意事项，严格遵医嘱滴眼药或服药，不得自行停药或增减药量，用药后如有不适反应及时就诊。

（2）饮食：以高蛋白，高纤维素，富含维生素、微量元素，易消化食物为宜，如蔬菜、水果、牛奶、瘦肉等，防止便秘。糖尿病及高血压患者需严格控制原发病，合理安排膳食。高血压患者应低盐低脂肪的饮食，糖尿病患者应遵循糖尿病饮食。手术后的患者应避免吃刺激性及较硬的食物。有烟酒嗜好者应戒烟限酒。

（3）休息与活动：告知患者按医嘱采取卧位的重要性，如俯卧位、侧卧位、仰卧位等。注意劳逸结合，规律生活起居。适量运动，如散步、打太极拳等。3个月内不做剧烈运动，避免外伤及酌情乘坐飞机等。

（4）环境与心理护理：居室应定时通风，保持适宜的温度和湿度。保持情绪稳定，避免情绪紧张，保持良好的心理状态和积极健康向上的生活方式。

（5）眼部护理：避免术眼受外力，注意用眼卫生，防止污水、异物进入眼内，不可用力揉眼，不可过度用眼，如长时间看书、看电脑、看电视。

（6）复诊：遵医嘱时间（1周后及3个月内）按时来院复查，如发现异常，如眼睛胀痛、头痛、视力明显下降、视物有遮挡等，应及时就诊。

# 第三章

# 视网膜血管疾病

# 第一节　视网膜中央静脉阻塞

## 一、概念

视网膜中央静脉阻塞（BRVO）是指由于在血管中存在血液栓子，在移动的过程中堵塞视网膜的中央静脉，从而引起的一系列症状。通常会表现为视力急剧下降，眼底也会大量出血，而且视网膜表面全部都有出血表现。

## 二、病因

产生视网膜静脉阻塞（RVO）的因素较为复杂，常为多种因素综合形成，但对某个患者，可有其中某一为主要发病因素。一般而言，高血压、高血脂、动脉硬化、炎症、血液高黏度及血流动力学等均与视网膜静脉阻塞的发病相关。

（1）解剖因素：在解剖上，视网膜中央静脉和动脉交叉处的外膜共有。RVO 部位与其动静脉交叉点的特点以及与盘缘的距离有密切关系。在视网膜中央静脉阻塞中，视网膜动、静脉交叉关系以及第一交叉支距盘缘的距离是 BRVO 发病的主要危险因素。在视网膜静脉分支处、进入视乳头处以及离开视神经处均几乎呈直角，通过筛板和视神经硬脑膜这两处均易导致阻塞的形成。另外，眼轴较短和 RVO 的发生也有一定的关系。

（2）血管硬化及内皮增生：在巩膜筛板处，视网膜中央动脉与静脉互相毗邻，解剖关系密切，有共同结缔组织鞘围绕。当周围结缔组织或和视网膜中央动脉硬化增厚时，静脉易受压迫；硬化演变也可直接侵犯静脉，使静脉管壁本身硬化增厚，导致静脉管腔逐渐不规则狭窄，在管壁内面一处或多处互相接触，引起内皮增生或继发血栓而完全阻塞。属这类原因所致的阻塞患者多为中年以上患者，常有高血压（70.9%~99%）、视网膜动脉硬化及糖尿病等全身疾病。

（3）血管炎症、血栓形成：任何全身及眼局部炎症可侵犯视网膜静脉，发生视网膜静脉阻塞。在患流行性感冒、败血病、肺炎、结核病、丹毒和眶蜂窝织炎等病时，如病原微生物感染视网膜静脉，或炎症产生的毒素使管壁内面粗糙，则可继发血栓形成，管腔闭合。视网膜静脉周围炎患者合并视网膜中央或分支静脉阻塞的病例在临床上并不鲜见。由于炎症所致的视网膜静脉阻塞患者多为40岁以下的青年患者。

（4）血液流变学异常：绝大多数（82%）视网膜静脉阻塞患者有高血脂症。多数患者血浆黏度与全血黏度常高于对照组。有的红细胞压积、纤维蛋白原和免疫球蛋白比对照组增高。此外，红细胞增多症，巨血球蛋白血症使血黏度增高，以及凝血酶Ⅲ因子降低促进了血凝，亦易于血栓形成。

（5）血液动力学改变：视网膜静脉阻塞的发生与全身各种原因导致的血管改变密切相关。近年来，人们发现各种导致血液动力学改变的血液因素在RVO的发生中也起着重要作用。静脉阻塞的患者常由动脉供血不足引发，视网膜中央动脉血液流速及流量的降低造成视网膜动脉灌注压下降，从而出现RVO。

（6）其他：口服避孕药、眼压增高和头部外伤，过度疲劳、情绪激动亦是产生本病的明显诱因。

## 三、临床表现

视网膜中央静脉阻塞，一般根据阻塞的严重程度分为两种类型，两者临床表现也有区别：

（1）轻型，又称非缺血型，自觉症状轻微或全无症状，根据黄斑受损程度，视力可正常或轻度减退，视野正常或有轻度改变。部分轻型阻塞患者可以转化为缺血型视网膜静脉阻塞，发生严重致盲并发症。

(2) 重型，又称缺血型，该型大多数患者有视物模糊、视力明显减退，严重者视力降至仅能辨别手指数或手动。合并动脉阻塞者可降至仅有光感，可有浓密、中心暗点的视野缺损，眼底检查可见视盘高度水肿充血、边界模糊，并可被出血遮盖。

## 四、治疗原则

(1) 治疗基础疾病，改善身体状况；糖尿病患者，应控制血糖；高血压患者，应降低血压；因炎症所致者，应抗炎治疗。

(2) 改善血液循环状态，减轻水肿，抑制新生血管形成；改善微循环药物治疗、激光光凝治疗、抗新生血管治疗；积极预防治疗黄斑水肿、视网膜新生血管等常见并发症，改善预后。

(3) 抑制新生血管形成，改善视觉质量。黄斑水肿是视网膜静脉阻塞的常见并发症。可出现在视网膜静脉阻塞的各个时期，是导致中心视力丧失的重要原因，抗新生血管药物是一线治疗方案。视网膜静脉阻塞抗新生血管起始 3 针连续治疗，前 3 针是水肿消退和视力改善的关键，是后续治疗的良好基石，5 针是视力改善的关键所在。

## 五、围术期护理

### 1. 术前护理

(1) 心理护理：视网膜静脉阻塞是常见的视网膜血管疾病，多发于 50 岁以上的中老年人，因视力有不同程度下降，患者易产生恐惧、焦虑心理，讲解疾病的相关知识，给予心理疏导，帮助患者树立信心，积极配合治疗。

(2) 饮食护理：注意饮食低脂肪、低胆固醇、清淡易消化，保持大便通畅。

(3) 完善各种术前检查：全身检查、眼部检查、其他相关检查

（遵医嘱）。

（4）按医嘱应用抗生素眼药水，常规 3～4 次 / 日点眼。

（5）休息与活动：保证充足睡眠，防止感冒及外伤。幼儿患者尤为注意避免因感冒、发热或外伤磕碰影响手术。

（6）手术前 1 日：协助患者整理个人卫生，沐浴、洗头、剪指甲、更换内衣，穿着清洁舒适患服，男性患者刮胡须，女性患者手术应避开月经期，与患者核对腕带信息及术眼是否与医嘱相符，并给予眼部体表标识，行术前处置，剪睫毛、泪道冲洗、冲洗结膜囊、消毒等。给予患者术前健康宣教，指导患者术中配合及防止咳嗽、打喷嚏的方法是用舌尖顶压上腭或用手指压人中。告知患者：术前充分休息，避免紧张情绪。

（7）手术日：测体温、脉搏、呼吸、血压、血糖，如有异常应及时通知医生。按时观察患者眼部情况，如瞳孔是否散大或缩小、有无红肿等不适症状。告知患者取下发卡、饰物、假牙、手表及其他金属物品，贵重物品交由家属保管。告知女患者勿带妆及将长发梳于一侧或两侧，以保证术中头部平躺。接到手术室通知手术时，首先通知患者入卫生间排空大小便，为患者测量血压及心率，给予患者术前用药，再次核对患者眼部情况，并核对腕带信息、体表标识、安全核查单、植入物票据、术中带药等，护送患者至手术室。

**2. 术后护理**

（1）心理护理：做好解释告知工作，缓解减轻患者心理压力，以免由于紧张诱发疾病加重。

（2）体位：患者根据医嘱采取卧位，头部少活动，以免影响伤口愈合。

（3）饮食：清淡易消化、富含纤维及维生素软食，补充营养，避免发生便秘，不要进食硬性及辛辣刺激性食物。

（4）休息与活动：规律生活起居，患者注意保暖，切勿着凉感冒。

（5）眼部护理告知：不要用力挤眼，避免眼球受压和碰撞，不要咳嗽或大声说话，起床时不要过猛，防止过度弯腰低头和提取重物，以免腹压增加影响伤口愈合。不要自行打开眼部敷料并保持敷料干燥完整，以免伤口感染。术后 2 周内不用流水洗脸，防止眼内溅入污水或进异物，注意眼部卫生。

（6）术后用药：遵医嘱全身及眼局部用药。告知患者手术当日不点眼药，手术第 2 日早晨医生做暗室检查后，由护士换药并遵医嘱滴眼药（特殊自备眼药除外）。告知患者不得自行服用止痛药，以免延误病情；由于手术创口不适及患者精神紧张易引起失眠，应对患者进行心理疏导及安抚，但此时不宜用安定类催眠药物，因其有肌肉松弛作用，会加重前房角狭窄，导致眼压升高。

（7）观察：监测眼压，观察有无头痛、眼痛、恶心、呕吐等症状，如出现以上症状应及时通知医生，给予处理。

**3. 出院指导**

（1）药物使用：演示滴眼药的流程及方法（检视患者滴眼药的操作直至达标）。告知患者滴眼药的注意事项，严格遵医嘱滴眼药或服药，不得自行停药或增减药量，用药后如有不适反应，及时就诊。

（2）饮食：以高蛋白，高纤维素，富含维生素、微量元素，易消化食物为宜，如蔬菜、水果、牛奶、瘦肉等，防止便秘。糖尿病及高血压患者需严格控制原发病，合理安排膳食。高血压患者应低盐低脂肪饮食，糖尿病患者应遵循糖尿病饮食。避免吃刺激性及较硬的食物。有烟酒嗜好者应戒烟限酒。

（3）休息与活动：注意劳逸结合，规律生活起居，适量运动，如散步、打太极拳等。3 个月内不做剧烈运动，避免外伤及酌情乘坐飞机等。

（4）环境与心理护理：居室应定时通风，保持适宜的温度和湿度。保持情绪稳定，避免情绪紧张，保持良好的心理状态和积极健康向上的生活方式。

（5）眼部护理：避免术眼受外力，注意用眼卫生，防止污水、异物进入眼内，不可用力揉眼，不可过度用眼，如长时间看书、看电脑、看电视。

（6）复诊：遵医嘱时间（出院后1周）按时来院复查，如发现异常，如眼睛胀痛、头痛、视力明显下降、视物有遮挡等，应及时就诊。

## 六、常见患者问题

（1）如何预防视网膜中央静脉阻塞？

答：定期做检查，发现视力异常应及时就诊。健康生活，清淡饮食，预防三高，控制血压、血糖、血脂。

（2）玻璃体腔注药患者出院回家以后术眼需要遮盖吗？

答：不需要，出院后需要遵医嘱滴眼药，防止眼部感染，并注意用眼卫生，不用流水洗脸，防止污水进入眼内引起感染。

# 第二节　视网膜中央动脉阻塞

## 一、概念

因视网膜动脉血流受阻而使视网膜缺血、缺氧、视力严重减退和（或）视野扇形缺损，视网膜组织呈灰白色水肿、动脉血管变细称为视网膜动脉阻塞。根据视网膜阻塞部位的不同又可分为视网膜中央动脉阻塞、视网膜分支动脉阻塞、睫状视网膜动脉阻塞。视网膜中央动脉阻塞是指视网膜中央动脉或其分支阻塞，是一种眼科急症，它需要迅速恢复缺血视网膜的血液灌注，以避免不可逆的视力丧失。视网膜中央动脉是视网膜内层营养的唯一来源，由于它为终末动脉，分支间无吻合，一旦发生阻塞，视网膜内层血供中断，引起视网膜急性缺血，视力严重下降，是导致盲目的急症之一。

## 二、病因

（1）动脉壁改变与血栓形成：本病多数病例患有动脉硬化、高血压等心血管系统疾病、全身或局部的炎症性血管病（如颞动脉炎、血栓性脉管炎、结节性动脉周围炎、Behcet 病、Eales 病、葡萄膜炎等）均可累及该动脉，引起该动脉内膜增生或水肿，使管腔狭窄、内壁粗糙。由于血流冲力，狭窄处常留有间隙，当间隙剩有原管腔的 1/3 时，发生血栓形成、血管痉挛、血流灌注压不足或眼压升高等，此间隙可突然关闭。

（2）动脉痉挛：急性进行性高血压病、肾性高血压等的动脉痉挛和慢性进行高血压病在全身小动脉广泛硬化基础上的动脉痉挛，均可累及视网膜中央动脉，引起其主干或分支的一过性阻塞。

（3）阻塞：本病很少由血循环中的栓子引起。由栓子发生阻塞者，栓子常来源于心瓣膜及附近大动脉内壁脱落的赘生物。视网膜中央动脉在进入视神经及眼球之前，由于视神经硬鞘膜及巩膜筛板处管径窄，为阻塞之好发部位。体积较小的栓子可发生于该动脉的某一分支。

（4）其他：眼球后麻醉时球后出血，外科手术时俯卧，全身麻醉后亦能发生视网膜中央动脉阻塞。其发生可能与眼球受到压迫及患者处于失血或休克状态相关。

## 三、临床表现

（1）先兆症状：大约 24% 的患者曾经有突然单眼出现“一过性黑蒙”，数秒或数分钟后视力恢复正常的病史，可反复发作数次。

（2）本病发病急骤，视网膜中央动脉主干阻塞者表现为突然发生单眼无痛性视力严重减退，多数患者视力下降至眼前指数或眼前手动，甚至仅有光感或无光感，部分患者颞侧周边常保留一窄区光感。瞳孔散大，直接对光反应消失，间接对光反应存在。视网膜分支动脉阻塞时，患眼突然出现区域性的眼前黑影遮蔽，视力受损的程度与视网膜分支动脉阻塞的部位和程度相关。

（3）视野改变：视网膜中央动脉阻塞者视野可完全丧失，或呈管状视野，或颞侧留有一小片岛状视野。视网膜分支动脉阻塞者视野可出现象限缺损或弓形暗点。

（4）眼底改变：视乳头色淡、边界模糊，视网膜动脉明显变细、呈线状，管径不规则；静脉变细，血流停滞呈节段状，可在血管内来回移动。部分患者有少量的棉絮状渗出和火焰状出血。

（5）荧光眼底血管造影：由于视网膜中央动脉阻塞的血管的程度、部位和造影时间不同，荧光的结果有很大差异。①视网膜中央动脉阻塞：一般阻塞的视网膜中央动脉管腔无荧光灌注，而视盘来自睫状动脉的小分支可充盈，荧光素由视盘毛细血管进入视盘处的中央静脉，形成逆行充盈，管腔内荧光素流变细，或呈节段状，荧光素不能进入小动脉末梢和毛细血管而形成无灌注区。②视网膜分支动脉阻塞：阻塞的动脉和相应的静脉充盈时间延迟，部分阻塞的血管壁有荧光素渗漏现象。

（6）视觉电生理检查：在动脉阻塞数小时，b 波迅速下降或消失，a 波多正常，呈典型的负相波。

## 四、治疗原则

（1）急救扩血管处理：一经确诊，立即应用扩血管药物。首先选用快速作用的药物，临床常用的扩张视网膜动脉血管的综合治疗方法有：①硝酸甘油：可直接扩张视网膜小血管的平滑肌，使末梢血管扩张，外周阻力减小，增加视网膜的需要供应。还可促进视网膜的侧支循环形成。舌下含化硝酸甘油片，每次 0.3 ~ 0.6 mg，每日 2 ~ 3 次。用药后少数患者可出现头痛、心跳加快。本药不可吞服，青光眼患者禁用。②亚硝酸异戊酯：作用机制与硝酸甘油相似。确诊后的患者立即吸入亚硝酸异戊酯。用法是将亚硝酸异戊酯的小安瓿裹在手帕内拍破吸入。每次 0.2 mL，每隔 1 ~ 2 h 再吸入 1 次，连续 2 ~ 3 次。注意事项同硝酸甘油。③妥拉苏林：为 α1、α2 阻滞剂，能使视网膜末梢血管扩张，有明显的缓解血管痉挛的作用。球后注射妥拉苏林 1.25 ~ 25 mg，每天 1 次。妥拉苏林 25 mg，每 3 ~ 4 h 口服 1 次，或 50 mg 加入 5%葡萄糖溶液中静脉滴注，每日 2 次。用药后可出现直立性低血压、心动过速、上腹部疼痛。有冠状动脉病、胃溃疡者禁用。④烟酸：具有较强的周围血管扩张作用，口服后数分钟即见效，扩血管作用可维持 30 ~ 60 min。一般口服烟酸 100 mg，每日 3 次，饭后服用。200 mg 加入 5%葡萄糖溶液内静脉输入，每日 1 次。用药后可出现皮肤潮红、恶心、轻度肝功能减退、视觉障碍等，饭后服用可减少副作用。⑤帕帕菲林：通过松弛血管平滑肌扩张血管、降低血管外周阻力、增加视网膜血管的血液流量。每日 90 ~ 120 mg，分 2 次静脉注射，1 日量不宜超过 300 mg，使用时充分稀释药物后缓慢推入。

（2）降低眼压以提高眼内的灌注压，可使视网膜动脉灌注阻力减少，扩张视网膜动脉及解除动脉痉挛。常用的方法有：①早期可行前房穿刺，使眼内压急速降低，以期望阻塞血管后段的灌注压推动栓子流向视网膜周边血管。②间歇性按摩眼球，可使眼压减低。亦可在球后注射扩张血管药物，再按压眼球，降眼压效果更明显。③应用降眼压药物——醋唑磺胺，可抑制眼睫状体细胞中的碳酸酐酶，使房水生成减少而减低眼压，以提高视网膜血管的灌注压。醋唑磺胺 250 mg，每 6 h 口服 1 次，同时加服小苏打 0.5 g，以碱化尿液。使用该药时，同时应加服钾盐、镁盐，以防电解质紊乱。避免应用钙、碘及广谱抗生素等可加强碳酸酐酶活性的药物。

（3）吸氧疗法：吸入含有 6% 二氧化碳和 94%氧气的混合气

体，可增加供应视网膜的眼动脉系统血氧含量，改善视网膜的缺氧状态；二氧化碳又有扩张血管的作用，混合气体的吸入，有利于改善视网膜的供血状态。白天每1 h吸氧1次，晚上每4 h吸氧1次，每次 10 ~ 15 min。

（4）抗血栓治疗：①血小板抑制剂：临床常用的药物有：a. 双嘧达莫：具有抗血栓形成的作用，可抑制血小板的第一相聚集和第二相聚集。每次 25 ~ 100 mg 口服，每日 3 次；与阿司匹林合用效果明显，剂量可减少至每日 100 ~ 200 mg。b. 阿司匹林：在体内具有抗血栓的特性，能明显减少周围动脉内阻塞性血栓的形成。可抑制血小板的释放，以及抑制内源性 ADP、5-HT 等的释放。可抑制血小板的第二相聚集而不抑制其第一相聚集。可时血小板膜蛋白乙酰化，抑制血小板膜酶，有助于抑制血小板的功能。每日剂量 0.9 ~ 1.2 g，分 3 ~ 4 次口服。c. 西洛他唑：可明显抑制各种原因引起的血小板聚集，并可解聚，其作用机制在于抑制磷酸二酯酶，使血小板内 cAMP 浓度上升，具有抗血栓的作用。该药具有明显扩张末梢血管的作用。口服 3 ~ 4 h 后血液浓度达峰值。血浆蛋白结合率为 95%。该药一般用于急性期后的治疗。每次口服 100 mg，每日 2 次。注意有皮疹、头痛、失眠、皮下出血等副作用。有出血倾向、肝功能严重障碍者禁用。②纤溶剂的应用：临床常用的纤溶剂有：a. 尿激酶：可直接使纤维蛋白溶酶原转变为纤维蛋白溶酶，因而可溶解血栓。尿激酶对溶解新鲜血栓有明显的效果。1 000 000 ~ 1 500 000 U，溶于氯化钠或 5% 葡萄糖溶液 50 ~ 100 mL 内静脉滴注。对于严重者也可采取大剂量冲击疗法，在 10 min 内静脉滴注 15 000 ~ 20 000 U/kg，每日 2 次。3 天后逐渐减量，每日 300 000 ~ 500 000 U，维持 7 ~ 10 天。结膜下注射或球后注射，每次 1 500 000 ~ 5 000 000 U，每日 1 次。主要副作用是出血，在使用过程中，定期测定凝血情况，如发现有出血倾向者，应立即停药，并给予抗纤维蛋白溶解药。严重高血压、肝病及出血倾向者慎用，患有低纤维蛋白原血症及出血性疾病者禁用。该药溶解后立即应用，不得用酸性溶液稀释，以免降低药效。b. 去纤酶：具有纤维蛋白溶解活性、能使血浆纤维蛋白原和纤维蛋白溶解，故能溶解血栓。还能降低血液的黏稠度，延长凝血酶原时间和凝血时间。对出血时间无影响。一般用药 1 ~ 3 日后，血浆纤维蛋白原减少，优球蛋白溶解试验时间缩短，全血黏度时间、凝血酶原时间和凝血时间延长，停药后 3 ~ 12 日可恢复正常。用药前应做皮试，一般注射局部丘疹直径＜ 1 cm，伪足在 3 个以下者为阴性。每次 0.25 ~ 1NIH 凝血酶单位 /kg，加入 250 ~ 500 mL 生理盐水中，静脉滴注 4 h，每 5 天滴注 1 次，3 ~ 4 次为一个疗程。注意少数患者可出现头晕、乏力、皮下出血点，多在用药 24 ~ 48 h 出现，3 ~ 5 日内消失。c. 链激酶：具有促进体内纤维蛋白溶解系统活性的作用。能使纤维蛋白溶酶原激活因子前提物转变为激活因子，后者再使纤维蛋白原转变为有活性的纤维电凝溶酶，使血栓溶解。用药前 0.5 h，先肌肉注射异丙嗪 25 mg，或静脉注射地塞米松 2.5 ~ 5 mg，以预防链激酶的发热、寒战等副作用。用药方法为：初导剂量：链激酶 500 000 U 溶于 5% 葡萄糖溶液 100 mL 内，30 min 静脉滴注完毕。维持剂量：链激酶 600 000 U 溶于 5% 葡萄糖溶液 250 ~ 500 mL，并加入地塞米松 1.25 ~ 2.5 mg，静脉滴注 6 h，保持每 1 h 给药 100 000 U。按此疗法每日 4 次，治疗持续 24 ~ 72 h，或直至血栓溶解，或病情不再发展为止。一般视网膜中央动脉阻塞的急性期用药为 24 h，慢性期为 72 h，但该药使用不宜超过 5 ~ 7 日。链激酶治疗结束时，可用低分子右旋糖酐维持治疗效果，以防血栓再度形成。儿童的初导剂量应根据抗链激酶值的高低而定，维持量根据血容量换算，保持在每小时每毫升血容量在 20 U 的水平。注意：人体常受链球菌感染，故体内常有链激酶抗体存在，使用链激酶时必须先给以足够的链激酶初导剂量将其抗体中和。近日有链球菌感染史者，如体内抗链激酶值＞ 1 000 000 U

者，不宜用链激酶治疗。出血是该药的主要并发症，一般注射部位出现血肿不需停药，严重出血者应补充纤维蛋白原或全血。患有出血性疾病、怀孕早期、分娩前后、结核活动期、胃溃疡等疾病禁用。该药溶解时不要剧烈振荡，以免使活力降低，溶液在5 ℃下可保持12 h，室温下及时使用，不宜与其他药物配伍应用。d.纤维蛋白溶酶原激活剂：通过其赖氨酸残基与纤维蛋白结合，并选择性激活与纤维蛋白结合的纤溶酶原转变为纤溶酶，因而不产生应用链激酶时常见的出血并发症。静脉滴注的方法：t-PA 100 mg溶于500 mL生理盐水中，在3 h内按以下方式滴注，即前2 min先注入该药10 mg，以后60 min内滴注50 mg，最后120 min内滴完所余的40 mg。注意该药溶解后即刻进行滴注，室温下可存放8 h。不宜与其他药物配伍静脉滴注。禁用于出血性疾病、近期有颅脑手术史和脑出血患者、严重的未能控制的高血压等。

（5）支持疗法：临床上常使用维生素 $B_1$、维生素 $B_{12}$、维生素E、ATP、辅酯A、肌苷等药物，以帮助视网膜功能的恢复。

## 五、围术期护理

（1）急救护理：视网膜中央动脉为终末动脉，它的阻塞会引起视网膜急性缺血性坏死，视力严重下降甚至丧失，是致盲性急症之一；视网膜对缺血非常敏感，缺血30 min视网膜即发生坏死，90 min内抢救预后较好，按医嘱迅速使用扩血管、降眼压药物及吸氧治疗，观察并记录患者视力恢复情况。

（2）心理护理：患者因突然视物下降甚至黑蒙，导致患者产生不同程度的恐惧心理，因此首先医护人员需保持冷静，动作轻柔，保持周围环境安静，使患者有安全感，对医护人员有信任感；护士在配合抢救的同时，安抚患者，稳定情绪，向患者解释前房穿刺和其他治疗方法的目的和方法，消除患者的紧张心理，鼓励患者，树立信心，使其积极治疗。

（3）病情观察：①注意视力变化，急救期（12 h内）应1～2 h检查1次，急救期后每天检查2次；视力改变时及时报告医生做好相应的处理。②治疗重点是扩张血管，增加血灌注，减少视网膜缺血缺氧；治疗过程中注意观察血管活性药物的副作用，监测血压的情况；卧床休息，避免长时间低头或突然站起等动作，以防体位性低血压。③协助或指导眼球按摩，正确的方法可以提高治疗效果；按摩眼球的具体方法为：嘱患者闭眼后用手掌鱼际在眼睑压迫眼球5～10 s，重复5～10次。

（4）健康指导：本病发病与全身血管性疾病有密切关系，尤其是老年人，应积极控制高血压、糖尿病、动脉硬化等原发病，避免其情绪紧张波动、用冷水洗头等；若发病，1 h内阻塞得到缓解，可恢复视力，超过4 h则很难恢复，因此，一旦出现有关症状应立即就诊。

## 第三节 视网膜周围静脉阻塞

### 一、概念

视网膜静脉阻塞（RVO）：居视网膜血管疾病发病率的第2位，是由于血管壁改变、血液流变学或血流动力学的改变等多种因素引起视网膜静脉不同部位发生阻塞，导致眼底静脉扩张迂曲，沿静脉分布区域的视网膜有出血、水肿和渗出。

### 二、病因

根据血管阻塞发生的部位不同分为总干阻塞、半侧阻塞和分支阻塞；根据发病程度不同将本病分为缺血型及非缺血型两类。其中分支静脉阻塞最常见，为36.9%～69.4%。

## 三、临床表现

视力下降程度与速度、持续时间相关，眼前黑影飘动出现时间和发展进度相关。分支静脉阻塞以颞侧支最常受累，占90% ~93%，其中又以颞上支阻塞最常见，占62% ~72%，鼻侧支阻塞极少见，发病率为1.5% ~3.0%。黄斑小分支阻塞比主干分支阻塞预后好，因为黄斑小分支引流的范围小且该处毛细血管层厚，产生无灌注区的可能性小，产生面积也很小，故引起晚期并发症新生血管的可能性小。与此相反，主干阻塞则并发症较多，早期视力减退的状况根据压迫点位于静脉主干或小分支而有不同。阻塞位于主干和黄斑分支者视力有不同程度的减退，不供应黄斑的分支阻塞，视力可不受影响，视野有与视网膜受损区域相对应的改变。眼底检查视网膜动脉常变细，有硬化改变。晚期通常约在发病6个月以后出血逐渐被吸收，水肿消退，视盘黄斑区出现星状或不规则形点状硬性渗出，或黄斑颞侧有环状渗出，这种渗出吸收较慢。黄斑水肿消退，留下色素紊乱或囊样变性瘢痕。伴行动脉产生继发性硬化，管径变窄有白鞘伴随。

## 四、治疗原则

（1）非手术治疗。

（2）激光治疗：早期：如果出现水肿威胁黄斑即可行格栅样光凝；晚期：治疗CME，挽救视力，预防新生血管性青光眼，其机制在于：①减少毛细血管渗漏，形成屏障从而阻止液体渗入黄斑。②封闭无灌注区，预防新生血管形成。③封闭新生血管，减少和防止玻璃体积血。激光对于总干阻塞，只能预防新生血管和减轻黄斑囊样水肿，对视力改善的效果不大，但对于分支阻塞则效果较好。

（3）手术治疗：一般情况行玻璃体腔注药术。若出现新生血管性青光眼则行青光眼手术，玻璃体积血 3 ~ 6 个月仍不吸收或牵拉性视网膜脱离则行玻璃体切除手术。

## 五、围术期护理

### 1. 术前护理

（1）术前检查、用药：遵医嘱完善各种术前检查（全身检查、眼部检查、其他相关检查）；按医嘱滴抗生素眼药，常规 3 ~ 4 次 / 日点术眼。

（2）饮食起居：饮食宜营养丰富、清淡易消化，避免便秘，戒烟酒及刺激性饮料；全麻手术者，手术前 1 晚至次日手术前需禁食、禁水 6 ~ 8 h（具体时间由护士宣教告之）；局麻患者术日晨可进少量易消化食物，不宜过饱；保证充足睡眠，防止感冒；幼儿患者尤为注意避免因感冒、发热或外伤磕碰影响手术。

（3）术中配合的练习：练习去枕平卧位和眼球上、下、左、右转动（视网膜脱离患者不做练习），循序渐进，为适应手术做准备；指导患者术中防止咳嗽、打喷嚏的方法（用舌尖顶压上腭或用手指压人中）。

（4）手术前 1 日：协助整理个人卫生，沐浴、洗头、剪指甲、更换内衣、男性患者刮胡须；进行术前处置，剪睫毛、冲洗泪道、冲洗结膜囊、消毒备皮、标记体表标识、佩戴腕带等；术前充分休息，避免紧张情绪。

（5）手术当日：术晨按医嘱完成术前用药，如滴缩瞳、散瞳眼药，静脉输入 20% 甘露醇等；测量生命体征、血糖，如有异常应及时通知医生；术晨与患者核对腕带内容，告知患者不要佩戴发卡、饰物、假牙及其他金属物品，贵重物品交予家属保管；接到手术通知时，协助患者口服术前药，入卫生间排空大小便，再次核对腕带内容、体表标识、安全核查单、相关票据、术中带药等，携带手术转运交接单，护送患者至手术室。

（6）女性患者手术应注意避开月经期。

2. 术后护理

（1）术后卧位：全麻患者手术后去枕平卧 4～6 h，头偏向一侧至麻醉清醒，有助于防止舌后坠引起的呼吸道梗阻，更好地保持呼吸道通畅；局麻患者则根据医嘱采取卧位，头部少活动，以免影响伤口愈合；全麻后儿童 4 h 后完全清醒可少量进食水、奶等，成人 6 h 后如可以咳嗽、吐痰可以饮水，8 h 后可以少量进水及食物（特殊情况遵医嘱）。

（2）饮食起居：饮食宜营养丰富、清淡易消化，避免发生便秘，不要进食过硬及辛辣刺激性食物；规律生活起居，注意保暖，切勿着凉感冒。

（3）眼部护理告知：不要用力挤眼，避免眼球受压和碰撞，不要咳嗽或大声说话，起床时不要过猛，防止过度弯腰低头和提取重物导致腹压增加而影响伤口愈合；不要自行打开眼部敷料并保持敷料干燥完整，以免伤口感染；术后 2 周内不用流水洗脸，防止眼内溅入污水或进异物，注意眼部卫生。

（4）术后用药：遵医嘱全身或眼局部用药；手术当日不滴眼药，手术第 2 日的早晨医生做暗室检查后，由护士换药并遵医嘱滴眼药（特殊自备眼药除外）；告知患者不得擅自服用止痛药，以免掩盖或延误病情；由于手术创口不适及患者精神紧张易引起失眠，应对患者进行心理疏导及安抚，但不应使用安定类药物，因其有肌肉松弛作用，会加重前房角狭窄，导致眼压升高。

（5）病情观察：监测眼压，观察有无头痛、眼痛、恶心、呕吐等症状，如出现以上症状应及时通知医生，给予处理。

3. 出院指导

（1）饮食起居：饮食宜营养丰富、清淡易消化，如蔬菜、水果、牛奶、瘦肉等，不要进食过硬及辛辣刺激性食物，避免便秘；糖尿病及高血压患者需严格控制原发病；有烟酒嗜好者应戒烟限酒；保持情绪稳定，避免情绪紧张；居室光线及温湿度适宜；告知患者按医嘱执行卧位的重要性，如俯卧位、侧卧位、仰卧位等；注意劳逸结合，适量运动（散步、太极等），3 个月内不做剧烈运动，避免外伤及酌情乘坐飞机等。

（2）眼部护理：避免术眼受外力冲击，注意用眼卫生，防止污水、异物进入眼内，不可用力揉眼，不可过度用眼，如长时间看书、电脑、电视。

（3）药物使用：演示滴眼药的方法（检视患者点眼药的操作直至达标），告知患者滴眼药的注意事项，严格遵医嘱滴眼药或服药、不得擅自停药或增减药量，用药后如有不适反应及时就诊。

（4）复诊：遵医嘱时间（1 周后及 3 个月内）按时来院复查，如发现异常，如眼睛胀痛、头痛、视力明显下降、视物有遮挡等应及时就诊。

## 六、常见患者问题

（1）视网膜周围静脉阻塞会影响对侧眼吗？

答：造成视网膜周围静脉阻塞的原因一般都是高血压、糖尿病，血脂增高，不会影响另外一只眼。

（2）术后饮食有什么建议？

答：平时饮食建议根据医生的建议，合理搭配膳食，少盐低糖，戒烟戒酒，饮食清淡，不要吃辛辣刺激性食物。

（3）视网膜周围静脉阻塞需要几次注药？

答：国际诊疗指南指出第一阶段首先要完善 3 针抗 VEGF 药物玻璃体腔注射联合视网膜激光光凝术治疗，随后再根据病情进行下一步诊治。

（4）出院多久可以洗脸？

答：如果做注药手术，出院后 7 天就可以流水洗脸了；如果做白内障玻璃体切割手术，术后 1 个月可以流水洗脸。

(5) 如果眼睛红，该怎么办?

答：若是白眼仁出血，即结膜充血，则需要观察无须紧张；若感觉是眼球内部出血，即自觉眼内有血流动感或眼前有黑影遮挡，应立即就医。

## 第四节　视网膜周围动脉阻塞

### 一、概念

因视网膜动脉血流受阻而使视网膜缺血缺氧视力严重减退和（或）视野扇形缺损，视网膜组织呈灰白色水肿，动脉血管变细，称为视网膜动脉阻塞（retinal artery occlusion)。根据视网膜阻塞部位的不同又可分为视网膜中央动脉阻塞、视网膜分支动脉阻塞、睫状视网膜动脉阻塞。

### 二、病因

导致视网膜血管发生阻塞的直接原因主要为血管栓子、血管痉挛、血管壁的改变和血栓形成，以及眼压或眶压增高、眶内肿物使血管受压等。视网膜脱离手术或眶内手术、球后注射后也偶有发生。此病多发于伴有心血管疾病的老年人。发病者常有偏头痛、凝血功能障碍、炎症或感染性疾病、口服避孕药或外伤等诱因。

### 三、临床表现

(1) 视力骤然锐减，可降至眼前指数，或手动，或光感，光感消失者少见（发生率 4%)。有睫状视网膜动脉者可保留部分中心视力，部分患者有反复发作的阵发性视力减退。视力障碍程度随阻塞部位不同和阻塞程度不同（完全阻塞或不完全阻塞）而有所差异。

（2）瞳孔散大，直接对光反射消失，间接对光反射存在，尚存视力者光反应迟钝。人群发病率为 1/5000，多发于大于 60 岁的老年人，多单眼发病，双眼发病仅占 1%～2%，男性多于女性（2∶1），主要表现为视力突然急剧下降至手动或光感。少数患者出现单眼一过性黑蒙，几分钟后恢复正常，经反复发作后视力丧失。

## 四、治疗原则

（1）急症期治疗。

①眼球按摩：用手指或前置镜按压眼球 10～15 s，然后急撤，可重复操作约 20 min，强度为镜下观察到视网膜中央动脉搏动出现或动脉血流停止。②血管扩张剂：a. 给予作用较快药物：亚硝酸异戊酯 0.2 mL 吸入，硝酸甘油 0.3～0.6 mg 舌下含服；b. 给予作用较长的药物：阿托品 1 mg，盐酸消旋山莨菪碱注射液（6542 注射液）10 mg，妥拉苏林 25 mg 等球后注射；瑞潘通（已酮可可碱）口服 400～600 mg，每日 3 次；静脉点滴 4% 亚硝酸钠 300～500 mL，每日 1 次，可连续使用 10 天，对扩张血管增加眼内血容量有效。③吸氧：吸入 95% 氧和 5% 二氧化碳混合气体，增加脉络膜毛细血管血液的氧含量，缓解视网膜缺氧状态及扩张血管，白天每 1 h 1 次，每次 10 min；晚上每 4 h 1 次，每次 15～30 min，每日 3 次；高压氧治疗可致小动脉痉挛，不宜采用。④降低眼压：按摩眼球推动栓子进入末梢血管，或前方穿刺降低眼压。

（2）后期治疗。

①纤溶制剂：对疑有血栓形成或纤维蛋白原增高的患者可应用静脉滴注乌激酶 100 000～200 000 U；或去纤酶原静脉点滴，日 1 次。应注意复查凝血功能。②其他药物：口服阿司匹林、双嘧达莫（潘生丁）等血小板抑制药，肌注维生素 $B_1$、维生素 $B_{12}$。③中医中药：针刺；中药以活血化瘀为主辅以益气通络，如血府逐瘀汤或补阳还五汤。④综合病因治疗：内科治疗高血压、高血

脂、糖尿病、颈动脉病等去除可能病因；疑有炎性病灶者，用抗炎药物与皮质激素。⑤导管技术联合溶栓动脉内注射。⑥玻璃体切除联合视网膜中央动脉按摩术。⑦全视网膜光凝治疗：有 18% 的患者发病 1 ~ 12 周会出现虹膜病变，可有效消退虹膜新生血管。

## 五、围术期护理

（1）急救护理：视网膜缺血超过 90 min 光感受器的死亡将不可逆转，所以应配合医生紧急抢救，按医嘱迅速用药、吸氧、治疗、观察并记录患者视力恢复情况。

（2）眼球按摩指导：协助或指导患者眼球按摩的正确方法，提高治疗效果。按摩眼球的具体方法：嘱患者闭眼后用手掌鱼际在眼睑压迫眼球 5 ~ 10 s，重复 5 ~ 10 次。

（3）观察视力变化：注意视力变化，急救期（12 h 内）应 1 ~ 2 h 检查 1 次，急救期后每天检查 2 次。视力改变时及时报告医生，做好相应的处理。

（4）观察药物反应：治疗过程中注意观察血管活性药物的副作用，监测血压的情况，嘱患者卧床休息，避免低头、突然站起等动作，以防直立性低血压。

（5）心理护理：患者因突然视物不清甚至黑蒙，以及一系列抢救治疗措施，产生不同程度的恐惧心理，因此医护人员需保持镇静，在快速抢救的同时，安抚患者，稳定其情绪。向患者解释前房穿刺和其他治疗方法的目的和方法，解除患者的紧张心理，使其积极配合治疗，帮助患者树立战胜疾病的自信心。

（6）健康指导：积极控制高血压、动脉硬化，避免情绪紧张、情绪波动、用冷水洗头等。

## 六、常见患者问题

（1）视网膜周围动脉阻塞可以治愈吗？

答：一般预后较差，因阻塞部位和程度不同而结局不同。患者就诊时间较晚，失去抢救时机，视力多在 0.1 以下。视网膜对缺血非常敏感，缺血半小时视网膜即坏死。视网膜中央动脉阻塞 1.5 h 内抢救，预后较好。

(2) 视网膜动脉阻塞出院后需特别注意的事项?

答：除了常规出院后的注意事项，还应继续检查项目为：血压测量、血黏度和血脂及凝血机制检查、血沉、抗 O 免疫功能等检查、拍 X 线片、心脏超声检查。排除身体中存在其他动脉阻塞的风险。

# 第四章

# 视神经疾病

# 第一节 视神经炎

## 一、概念

视神经炎（opetic neuritis，ON）为视神经炎症性或脱髓鞘性疾病。根据解剖部位，视神经的炎症在球内称视神经乳头炎，在球后段的炎症称为球后视神经炎。本病多见于青壮年和儿童，大多为单侧性，无明显性别差异。

## 二、病因

（1）特发性病因不明。

（2）自身免疫病相关：

①多发性硬化：多发性硬化与视神经炎关系密切，约 50% 多发性硬化患者可发生视神经炎。②神经脊髓炎。③代谢障碍、糖尿病、甲状腺功能障碍和哺乳均可引发视神经炎，维生素 $B_1$ 缺乏可造成体内碳水化合物的代谢发生紊乱，从而影响正常三羧酸循环，造成体内丙酮酸积聚，进而损害视神经，最常见损害乳头黄斑束纤维。④自身免疫性疾病，常见于视网膜脉络膜炎葡萄膜炎、虹膜结状体炎、白塞病、结节病和系统性红斑狼疮等全身性疾病。

（3）感染性：

①与西尼罗河病毒、结核分枝杆菌、梅毒螺旋体、隐球菌相关的脑膜脊髓炎或脑炎有关。②病毒感染：传染性单核细胞增多症，带状疱疹病毒。③儿童视神经炎多与包括麻疹病毒、腮腺炎病毒、水痘病毒、流感病毒在内的多种病毒感染不良反应或疫苗接种有关。④眼眶或鼻窦等相邻部位的炎症迁延。⑤局部感染如眼内炎、框内炎、鼻窦炎、扁桃腺炎、龋齿和颅内感染等。⑥全身传染性疾病，常见于病毒感染，如流感带状疱疹麻疹、腮腺炎和人类免疫缺

陷病毒，亦可见于微生物感染，如肺炎、脑炎、脑膜炎、结核、猫抓病、梅毒和莱姆病。

## 三、临床表现

（1）视神经炎可发生于任何年龄段，更常见于18～45岁的女性。

（2）通常单眼发病，也可双眼发病。

（3）视力迅速下降，发病1周左右达到峰值，以后几周可缓慢自行改善。

（4）视力下降程度存在差异，可谓轻度或重度。

（5）可出现色觉异常。

（6）可伴有眼眶疼痛，眼球运动时更为明显。

（7）部分患者可伴有乏力、肢端末梢麻木或刺痛等局部神经系统症状。

（8）部分患者主诉活动或体温升高时病情加重（Uhthoff征）。

## 四、治疗原则

（1）病因治疗，应尽力找到病因，去除病灶。

（2）急性发作时采用大剂量糖皮质激素冲击疗法。

（3）支持疗法。应用B族维生素制剂，如维生素$B_1$、维生素$B_6$、维生素$B_{12}$等。应用血管扩张剂，如烟酸、地巴唑等。

（4）早期可用丹栀逍遥饮。晚期视神经出现萎缩时，可用益气聪明汤。

（5）视神经炎尽量避免球后注射，注意外观是否有眼球突出，影像学检查一步到位：双眶增强MRI（请神经内科会诊排查视神经脊髓炎谱系疾病），可先行双眶CT检查排除占位，尽早使用激素。

## 五、围术期护理

### 1. 在院期间

（1）完善各种检查：全身检查、眼部检查、其他相关检查（遵医嘱），如结核感染及其他严重感染。

（2）按医嘱滴抗生素眼药水，常规 3～4 次 / 日点眼。必要时激素眼药水遵医嘱 2 h 1 次 / 日点眼。

（3）饮食：①营养丰富、多纤维富含维生素，每日进食膳食纤维至少 25 g（带叶蔬菜补充身体每日所需微量元素）。②避免种类单一，食欲下降，更换饮食，缓解患者因疼痛带来的负面情绪。③少刺激性（避免过冷、过硬、过辣、过酸、过热）、合理搭配，避免便秘。④戒除不良嗜好：如吸烟、饮酒和经常喝咖啡、浓茶等。

（4）休息与活动：①保证充足睡眠，良好规律的作息有助于疾病的恢复。②要防止感冒及外伤，患者因早期视力突然下降且累及双眼，很容易发生磕碰外伤，从而影响治疗。③若感冒发热也会影响患者用药，所以要注意保暖，避免整夜吹空调。

（5）避免便秘，因其有升高眼压的副作用：①建立良好排便习惯，按时规律排便，尝试每天同一时间排便，建议晨起后或餐后 2 h；保证足够的排便时间及隐私性；舒适排便。②正确排便姿势缓解便秘，排便时不建议直角坐姿，建议蹲姿排便。若使用马桶，可将小凳放于脚下。③避免长期使用刺激性泻药、促动力药：对于慢性传输性便秘有效，可长期间断使用；容积性泻药：用于轻度便秘患者服药时，应补充足够液体；渗透性泻药：用于轻中度便秘患者；刺激性泻药：建议短期间断使用。④多吃膳食纤维、水果、蔬菜、全麦面食燕麦等，但要缓慢增加摄入量，因纤维素摄入量突然大幅度增加，会引起腹胀。⑤饮水建议喝水、果汁等，严禁酒精、浓茶。⑥适量运动。

（6）日常护理：①协助患者整理个人卫生，沐浴、洗头、剪指甲、更换内衣，穿着清洁舒适患服，男性患者刮胡须。②给予患者疾病相关的健康宣教，告知患者充分休息的必要性，避免紧张焦虑、易怒、自暴自弃的负面情绪。③如有睡眠障碍，教会患者提高睡眠的方法：a. 睡前 30 min 内可服用 1 杯温热的牛奶，通过牛奶中的蛋白质可加速睡眠，可调节睡眠质量；b. 可在房间内放置一些舒缓音乐，利用舒缓音乐改善头部和脑血管的痉挛和紧张状态；c. 在睡前用温热水泡脚并行足底穴位按摩，也可起到提高睡眠质量的作用和效果；d. 若以上几种方法不起效，需遵医嘱并在医生指导下服用改善睡眠的药物。④协助患者生活护理实施安全措施：a. 将视力差的患者安排在离护士站较近的病房，将呼叫器放于患者床头；b. 增加巡视次数；c. 将患者常用的物品放在随手可及的地方；d. 起床勿用力过猛，下床时先将床挡放下，不要直接跨越床挡；e. 夜间如厕，请人陪同，如遇紧急情况，使用呼叫器呼叫医护人员；f. 穿上合适尺寸的衣裤及防滑鞋；g. 活动时保持病室内灯光明亮、道路通畅，保持地面干燥，如地面湿滑，及时通知工作人员处理；h. 活动时，如感到头晕、双腿无力，应立即蹲下或坐下，马上呼叫医护人员求助或请求其他人帮助。

（7）激素治疗的护理：①大剂量糖皮质激素如甲泼尼龙冲击治疗，它可引起一系列药物不良反应，应密切观察患者全身情况，如发现异常情况及时处理。②患者需要长时间大剂量的静脉输注，对血管刺激性大，要注意保护血管，由远而近，由细到粗的选择静脉，严格执行无菌操作技术。

（8）颞浅动脉旁皮下注射护理：遵医嘱使用复方樟柳碱做颞浅动脉旁皮下注射时注意避开颞浅动脉，选择正确的注射部位，45°角进针，注射应避开眼球，注射后会有皮丘隆起，稍后会逐渐消失，嘱患者勿用力按压。

(9) 疼痛护理：给予疼痛评估，做好解释工作，指导分散疼痛注意力方法。遵医嘱给药，观察药效，做好评估工作。

2. 出院指导

(1) 药物使用：演示滴眼药的流程及方法（检视患者滴眼药的操作直至达标）。告知滴眼药的注意事项，严格遵医嘱滴眼药，不得自行停药或增减药量，用药后如有不适反应及时就诊。激素药：严格按医嘱服药，严禁突然停用激素，突然停用激素可导致危及生命的急性肾上腺皮质功能不全。

(2) 饮食：以高蛋白，高纤维素，富含维生素、微量元素，易消化食物为宜，如蔬菜、水果、牛奶、瘦肉等，防止便秘。糖尿病及高血压患者需严格控制原发病，合理安排膳食。高血压患者应低盐低脂肪饮食，糖尿病患者应遵循糖尿病饮食。应避免吃刺激性及较硬的食物。有烟酒嗜好者应戒烟限酒。

(3) 休息与活动：注意劳逸结合，规律生活起居。适量运动，如散步、打太极拳等。

(4) 环境与心理护理：居室应定时通风，保持适宜的温度和湿度。保持情绪稳定，避免情绪紧张，保持良好的心理状态和积极健康向上的生活方式。

(5) 眼部护理：避免患眼受外力，注意用眼卫生，防止污水、异物进入眼内，不可用力揉眼，不可过度用眼，如长时间看书、看电脑、看电视。

(6) 复诊：遵医嘱时间（1 周后及 3 个月内）按时来院复查，如发现异常，如眼睛胀痛、头痛、视力明显下降、视物有遮挡等应及时就诊。

## 六、常见患者问题

(1) 对侧眼是否会发病，应该如何观察?

答：部分患者可双眼同时发病，亦可先后发病。如出现视力迅速下降、色觉异常、眼眶痛，请立即来院就诊。

（2）应用激素后会发胖吗？

答：应用激素后患者食欲大增，易发生向心性肥胖，需要适当控制饮食。

（3）在家如何护理？

答：①严格遵照医嘱用药。②避免剧烈活动、重体力劳动。③活动要量力而行，循序渐进。④多吃新鲜的蔬菜、水果，忌烟酒、辛辣刺激性食物，保持排便通畅。⑤控制原发病（如糖尿病及高血压）。⑥遵医嘱按时正确滴眼药，按时复查，出现病情变化随时就诊。⑦居室应定时通风，保持适宜的温度和湿度，保持居室明亮、宽敞，常用物品保持定位或颜色鲜明。

## 第二节　缺血性视神经病变

### 一、概念

缺血性视神经病变（ischemic optic neuropathy，ION）系视神经的营养血管发生急性循环障碍所致。按照解剖部位可分为前部及后部缺血性视神经病变；按照病因可分为非动脉炎性缺血性视神经病变和动脉炎性缺血性视神经病变。

### 二、病因

本病病因复杂，凡是可以影响视神经血供的病变均可造成视神经缺血，如动脉炎症、血管硬化等。眼部高危因素是小视盘（小杯盘比），全身高危因素是糖尿病、高血压和动脉硬化。

非动脉炎性视神经病变（nonarteritic anterior ischemic optic neuropathy，NAION）是最常见的类型，发病率可达 0.23/10 000 ~ 1.02/10 000，任何年龄均可发病，45 岁以上者占 89%，是危害中

老年人视觉功能的重要原因之一。

动脉炎性缺血性视神经病变（arteritic ischemic optic neuropathy，AION）是由全身巨细胞动脉炎累及视神经的营养血管导致视神经的急性缺血性损伤，为眼科急症。

前部缺血累及视盘，而后部缺血累及视盘后视神经。

## 三、临床表现

NAION：视力突然下降，出现暂时性黑蒙，但不太严重，无眼球转动痛和颅内压升高伴随的头痛、呕吐等症状。

AION：视力迅速、显著下降，视力下降前或发病期间有头痛、下颌跛行、头皮压痛、肌肉和关节疼痛，厌食症体重减轻或发热等症状。

## 四、治疗原则

（1）病因治疗：根据病因做相应治疗。

（2）皮质激素治疗：患者一旦怀疑巨细胞动脉炎，应立即给予全身糖皮质激素治疗。甲强龙 1000 mg 静脉点滴，持续 3 天，然后改为醋酸泼尼松 1 mg/kg 口服，每日 1 次。早期给予激素治疗，对本病有良好的效果。

（3）血管扩张剂及低分子右旋糖酐滴注及营养神经药物治疗，以改善血液循环。

（4）中药治疗：早期以清热凉血为主，兼以活血化瘀，以后以活血化瘀为主，兼以清热明目。

（5）口服乙酰唑胺降低眼压，相对提高灌注压，但对其作用尚有争议。

## 五、围术期护理

（1）完善各种检查：全身检查、眼部检查、其他相关检查

（遵医嘱）。

（2）饮食：营养丰富，富含多种维生素，每日进食膳食纤维至少 25 g，少刺激性（避免过冷、过硬、过辣、过酸、过热），合理搭配，避免便秘。戒除不良嗜好：如吸烟、饮酒和经常喝咖啡、浓茶等。

（3）休息与活动：①保证充足睡眠，良好规律的作息有助于疾病的恢复。②防止感冒及外伤，患者因早期视力突然下降且累及双眼，很容易发生磕碰外伤，从而影响治疗。③感冒发热也会影响患者用药，所以要注意保暖。

（4）做好激素治疗期间的护理，用药期间应限制钠盐的摄入，每周测 1 次体重，注意消化道反应，观察患者有无胃肠功能紊乱。观察眼部情况，每天测量眼压，观察患者有无激素性青光眼、激素性白内障等。①在开始激素治疗前，需除外结核感染和其他严重感染，如存在感染需积极进行抗感染治疗。②服用激素后需要补充钙剂和维生素 D，因为激素可导致骨质疏松甚至骨折。③服用激素后需注意口腔护理，预防皮肤感染、呼吸道感染及其他感染。④监测血压每天 1 次，晨起后 30 min 测量，定时、定部位、定体位。⑤定期眼科检查，注意白内障和青光眼，这是比较常见的副作用，患儿通常无症状，易被忽视。⑥定期查血钙、维生素 D 和尿钙，长期应用激素需监测骨密度。⑦注意结核感染，定期进行结核相关检查，尤其是患儿出现低热、消瘦时更要警惕。⑧严格按医嘱服药，严禁突然停用激素，突然停用激素可导致危及生命的急性肾上腺皮质功能不全。⑨监测尿糖。⑩服用激素后会出现“满月脸”“水牛背”等表现，这是激素引起的皮下脂肪重新分布，随着激素的减量会逐渐消失。应用激素后食欲大增，易导致肥胖，需要适当控制饮食。遵医嘱静脉滴注血管扩张药，改善微循环，并做好静脉注射部位的保护。口服乙酰唑胺降低眼压，相对提高灌注压。

（5）积极做好患者的心理护理，因为担心本病的预后，患者多有焦虑及悲观心理，应给予心理疏导，使患者情绪稳定，配合治疗，增强患者战胜疾病的自信心。

（6）病情观察：①密切监测血压变化，预防直立性低血压等并发症的发生，做好安全护理。②密切观察患者有无手足麻痹、腰部疼痛、排尿困难、血尿等情况发生。③健康指导：对于可导致动脉粥样硬化性血管病的危险因素，对于突然发生的视力减退、视野缺损，要及时就诊。

（7）复诊：遵医嘱时间按时来医院复查，如发现异常，如视力明显下降、视物有遮挡等，应及时就诊。

# 第五章

# 其　他

# 第一节 Vogt-小柳原田综合征

## 一、概念

Vogt-小柳原田综合征是一种以双侧肉芽肿性全葡萄膜炎为特征的疾病（伴有脑膜刺激征、听功能障碍、白癜风、毛发变白或脱落等全身症状）。

## 二、病因

病因目前尚无定论，文献报道有内分泌学说、病毒学说和免疫学说3种学说。

（1）内分泌学说主张者认为病变范围包括脑下垂体、卵巢、甲状腺及肾上腺等。

（2）病毒学说主张者认为某种病毒作为诱因而触发易感机体。

（3）Yokoyama等发现葡萄膜大脑炎患者的血清中IgD水平增高，推测与免疫反应相关。此外，证实色素细胞既是抗原又是靶细胞。本病可能与色素细胞抗原相关。

## 三、临床表现

本病好发于青壮年，男性稍多。临床一般分为4期：

（1）前驱期（脑膜期）。

常突然发病，多数有感冒症状、全身不适、发热、头痛、头晕，常伴有脑膜刺激征（时间为3～5日）、嗜睡、耳鸣、听力障碍及意识障碍，偶可见偏瘫、失语、脑神经瘫痪。

（2）眼病期（葡萄膜炎期）。

一般在前驱症状5～6日后出现眼病，双眼可同时或先后出现葡萄膜炎，视力减退。

（3）恢复期（慢性期）。

一般6～12个月后眼部炎症逐渐消退，视网膜脱离复位，严重者在发病1～2周陆续出现各种并发症，如继发性青光眼、白内障、视神经炎、耳聋及前庭性平衡障碍，严重者可失明，少数可表现柯萨柯夫（Korsakoff）综合征。数月后可出现如秃发、发灰变和皮肤白斑等皮肤症状。

（4）复发期。

轻度的全葡萄膜炎伴随肉芽肿性前葡萄膜炎的急性发作，可出现虹膜结节、视网膜色素紊乱，并出现多种并发症。

## 四、治疗原则

早期全身糖皮质激素治疗，以控制眼内急性炎症，然后根据病情缓慢减量，疗程为9～12个月。对于伴随的前葡萄膜炎，局部应用糖皮质激素和睫状肌麻痹剂。若激素疗效欠佳，可加用免疫抑制药如环磷酰胺等治疗，有助于眼部症状和脑膜炎的好转。有明显颅内压增高者，应用20%甘露醇脱水，以降低颅内压。

## 五、围术期护理

（1）饮食起居：①消除和减少或避免发病因素，改善生活环境空间，保持居室光线及温湿度适宜，养成良好生活及卫生习惯，防止感染。②保持情绪稳定，避免情绪紧张。③注意饮食卫生，合理搭配膳食，饮食宜营养丰富、清淡易消化，忌食辛辣刺激性食物，戒烟限酒，不宜饮用浓茶、咖啡等饮品。④注意劳逸结合，坚持锻炼身体，增加机体抗病能力，不要过度疲劳、过度消耗。⑤季节变换时注意预防感冒，降低Vogt–小柳原田综合征的复发概率。

（2）药物使用：①演示滴眼药的方法，直至患者能正确、独立的完成该项操作，告知患者滴眼药的注意事项，严格遵医嘱滴眼药或服药，不得擅自停药或增减药量，服用激素后如有不适反应

（如：头痛、眼痛、恶心、呕吐）应及时就诊。②在缓解期，激素维持量要服用数月，可改善预后。③停药前，应注射 ACTH 以免复发。④眼部治疗：保持视力的关键是维持瞳孔扩大至炎症消失后。

（3）心理护理：Vogt–小柳原田综合征易合并全身免疫性疾病，病程长，病情易反复，患者常情绪低落，甚至烦躁、自暴自弃，向患者介绍本病特点，告知患者坚持治疗，坚持用药的重要性，关心安抚患者，使患者保持乐观情绪，提供心理支持，树立战胜疾病的信心。

（4）健康指导：①指导患者热敷的正确方法，防止烫伤。②如有全身性自身免疫性疾病或面部感染性疾病，应积极治疗。

## 六、常见患者问题

（1）Vogt–小柳原田综合征的并发症有哪些？

答：Vogt–小柳原田综合征最易引起的并发症为并发性白内障、继发性青光眼。此外，还可引起视网膜下新生血管膜、黄斑裂孔、增殖性视网膜病变等。一些学者将晚霞状眼底改变也归为并发症之列。并发症的发生与葡萄膜炎的持续时间、复发频率有明显的关系，炎症持续时间越长，复发频率越高，越易出现并发症。此外，还与糖皮质激素的应用有关。长期的糖皮质激素滴眼剂点眼治疗易引起糖皮质激素性青光眼和白内障。部分患者出现耳聋及前庭性平衡障碍，少数可表现为柯萨柯夫综合征。皮肤可并发白癜风。

（2）Vogt–小柳原田综合征的预防及预后如何？

答：预后：早期规律足疗程全身糖皮质激素治疗，该病可治愈。预防：尚无较好预防措施，建议进行定期眼部检查，筛查眼部疾病，早发现、早诊断、早治疗。

# 第二节 眼内炎

## 一、概念

眼内炎（endophthalmitis）广义地讲是指各种严重的眼内炎症，如眼内感染、眼内异物、肿瘤坏死、严重的非感染性葡萄膜炎、晶状体皮质过敏等引起的玻璃体炎、前房积脓和眼部疼痛。临床上一般指细菌、真菌性眼内炎（infectious endophthalmitis）。

## 二、病因

眼内炎根据感染途径不同分为外源性眼内炎（exogenous endophthalmitis）和内源性眼内炎（endogenous endophthalmitis）。其中以外源性眼内炎较为常见。

（1）外源性眼内炎：常由眼球穿通伤、内眼手术、角膜溃疡穿孔致病菌直接进入眼内引起。眼球穿通伤如细小穿通伤口（注射针尖刺伤、铁丝刺伤等）、植物（芦苇、竹签等）戳伤，或眼内异物存留最易引起眼内炎，内眼手术如白内障手术和青光眼手术后滤过泡感染为多见。

（2）内源性眼内炎：指细菌或真菌通过血液循环播散进入眼内引起，又称转移性眼内炎。好发于免疫缺陷、使用免疫抑制剂、长期使用抗生素、糖尿病、慢性肾衰竭、肝脏疾病、口腔感染、肿瘤术后、心内膜炎等。

## 三、临床表现

（1）外伤性眼内炎：患者有明确的外伤或手术史，临床表现随感染发作的快慢和程度有所不同。一般情况下，大多数细菌性眼内炎患者起病急骤，伤眼的疼痛感明显加重，畏光流泪，视力骤降，甚至无光感，眼睑痉挛，结膜水肿、充血，结膜囊的黄色分泌物增多，玻璃体混浊。可有明显的眼睑水肿，不易睁开。患者眼部伤口可能会裂开，严重者有分泌物从伤口流出。

（2）内源性细菌性眼内炎：常见于急性感染性疾病（败血症等）、慢性全身性疾病（如糖尿病、慢性肾衰竭等）、恶性肿瘤、免疫功能缺陷、长期服用免疫抑制剂或糖皮质激素的患者，出现突然的视力下降、眼痛、畏光流泪。个别严重的患者可发展为全眼球炎，近而出现眼球突出、眼睑和眼肌运动障碍。

（3）真菌性眼内炎：多见于药物成瘾、免疫功能障碍或长期体内带导管的患者。起病慢，自觉症状较轻，一般可有患眼疼痛，视力下降，眼前有飘浮物，轻度睫状充血和少量前房积脓，玻璃体渗出等，常为双侧发病。随着病情的发展病变面积增大，进一步播散至玻璃体腔，形成“棉球状”病灶。

## 四、治疗原则

感染性眼内炎如果不及时治疗，常以丧失视力乃至眼球萎缩而告终，若能及时控制感染则有可能部分恢复患者视力。故一旦怀疑眼内炎，应及早给予有效治疗，主要治疗手段包括药物治疗和手术治疗。

### 1. 药物治疗

（1）全身用药：通常采用静脉给药。一般使用广谱且可能穿过血－视网膜及血－房水屏障的抗菌药物。

（2）滴用眼药：虽然很多抗生素滴眼液可以进入前房，但难以深入玻璃体内，故对眼内炎疗效差。通过频繁滴用抗生素可治疗角巩膜伤口的感染。同时用糖皮质激素及阿托品点眼可减轻色素膜的炎症及保持瞳孔散大，防止粘连，以便下一步伤眼的观察和治疗。

（3）结膜下及球旁注射：这两种注射方法为临床常用方法。

（4）玻璃体内注射：玻璃体内注射抗生素可使眼内达到有效治

疗浓度。抗感染治疗 24 h 后，如果患者有明显的临床效果，可考虑全身使用糖皮质激素，以减少玻璃体的炎症反应和进一步机化。玻璃体腔内联合使用糖皮质激素有助于改善预后。

### 2. 玻璃体切除术

玻璃体切除术是治疗感染性眼内炎重要有效的手段。通过玻璃体切割可以清除混浊的玻璃体，除去大部分细菌及毒素，避免或减轻玻璃体机化导致的牵拉性视网膜脱离；可以直接自玻璃体采集标本，进行涂片及细菌培养；可以用有抗生素的灌注液直接灌注玻璃体。

（1）适应证：原则上，感染性眼内炎一经诊断，应尽早手术。对可疑病例先进行玻璃体注射抗生素，观察病情变化，若病情加重，在 24 h 内进行手术。

（2）禁忌证：外伤性眼内炎没有严格禁忌证。严重眼外伤、光定位不确切、电生理检查无反应，估计手术极难恢复视功能且手术后很可能发生眼球萎缩者，可作为相对禁忌证。

## 五、围术期护理

### 1. 术前护理

（1）眼内炎患者常主诉眼部胀痛、视力下降，查体可发现患者眼睑肿胀、结膜水肿、睫状充血、眼部分泌物增加、前房积脓，是手术后最严重的并发症。如发现此情况立即通知医生，同时做好患者心理护理，缓解患者紧张心理。

（2）遵医嘱将患者隔离，注意用眼卫生，减少与其他患者交叉感染的机会，向患者讲解隔离护理的目的和重要性。房间每日开窗通风 2 次，地面及房间内家具每日用含氯消毒剂擦拭 2 次，擦拭用物单独消毒，单独使用。患者病房内放置快速手消毒剂，以备随时使用，在患者床旁放置清洁储药盒，放置眼药。

（3）遵医嘱全身和眼局部用药，向患者做好用药宣教和指导。

（4）需紧急行玻璃体切割加玻璃体腔注药术的患者，护士按医嘱做好术前准备，并准备载玻片、细菌培养皿、专用注射器、术中眼内注射用抗生素药物等。将术中抽取的房水或玻璃体液及时送检，做细菌培养及药敏试验。密切观察病情变化，做好护理记录。

（5）如为医院内感染，做好院内感染检测卡的申报工作。

**2. 术后护理**

（1）术后卧位：全麻患者手术后去枕平卧 4～6 h，头偏向一侧至麻醉清醒，防止舌后坠引起呼吸道梗阻，造成患者窒息，更好地保持呼吸道通畅；局麻患者则根据医嘱采取相应卧位，减少头部活动，以免影响伤口愈合；全麻后儿童 4 h 后，完全清醒可少量进食水、奶等，成人 6 h 后如可以咳嗽、吐痰可以饮水，8 h 后可以少量进水及食物（特殊情况遵医嘱）。

（2）饮食起居：饮食宜营养丰富、清淡易消化，合理搭配膳食，避免发生便秘，不要进食过硬及辛辣刺激性食物，规律生活起居，保持良好的生活习惯，注意保暖，切勿着凉感冒。

（3）眼部护理：不要用力挤眼，避免眼球受压和碰撞，不要咳嗽或大声说话，起床时不要过猛，防止过度弯腰低头和提取重物，导致腹压增加进而影响伤口愈合。不要自行打开眼部敷料并保持敷料干燥完整，以免伤口感染。术后 2 周内不用流水洗脸，防止眼内溅入污水或进入异物，注意眼部卫生。

（4）术后用药：遵医嘱全身或眼局部用药，手术当日不滴眼药，手术第 2 日早晨医生做暗室检查后由护士换药并遵医嘱滴眼药（特殊自备眼药除外）。告知患者不得擅自服用止痛药，以免掩盖或延误病情。由于手术创口不适及患者精神紧张易引起失眠，应对患者进行心理疏导及安抚，但不应使用安定类药物，因其有肌肉松弛作用，会加重前房角狭窄，导致眼压升高。

（5）病情观察：监测眼压，观察有无头痛、眼痛、恶心、呕吐等症状，如出现以上症状应及时通知医生，给予处理。

### 3. 出院指导

（1）饮食起居：饮食宜营养丰富、清淡易消化，如进食蔬菜、水果、牛奶、瘦肉等，不要进食过硬及辛辣刺激性食物，避免便秘。糖尿病及高血压患者需严格控制原发病。有烟酒嗜好者戒烟限酒，保持情绪稳定，避免情绪紧张。居室光线及温湿度适宜，告知患者按医嘱执行卧位的重要性，如俯卧位、侧卧位、仰卧位等。注意劳逸结合，适量运动（散步、打太极拳等），3 个月内不做剧烈运动，避免外伤及酌情乘坐飞机等。

（2）眼部护理：避免术眼受外力冲击，注意用眼卫生，防止污水、异物进入眼内，不可用力揉眼、挤眼，不可过度用眼，如长时间看书、看电脑、看电视。

（3）药物使用：演示滴眼药的方法（检视患者点眼药的操作直至达标），告知患者滴眼药的注意事项，严格遵医嘱滴眼药或服药，不得擅自停药或增减药量，用药后如有不适反应及时就诊。

（4）复诊：遵医嘱时间（1 周后及 3 个月内）按时来院复查，如发现异常，如眼睛胀痛、头痛、视力明显下降、视物有遮挡等，应及时就诊。

## 六、常见患者问题

（1）决定眼内炎感染发作和疾病预后的主要因素是什么？

答：感染微生物的种类及其致病力是决定感染发作和疾病预后的主要因素。

（2）引起眼内炎的病原微生物有哪些？

答：60%～80% 的病例是由革兰阳性菌引起的，10%～15% 是由革兰阴性菌引起的。在外伤性感染性眼内炎中，表皮葡萄球菌最常见，其次为金黄色葡萄球菌、链球菌和杆菌。在其他病例中，也查到了真菌。在革兰阳性菌中，细菌毒力和对眼的破坏作用有较大差别。表皮葡萄球菌属凝固酶阴性葡萄球菌，在医院感染的病例中较常见，临床预后较好。金黄色葡萄球菌为凝固酶阳性，毒力较大，临床预后相对较差。

（3）眼内炎患者隔离护理的要点有哪些？

答：①告知患者床边隔离和手卫生的相关知识，严格执行消毒隔离制度。②检查、换药、滴眼药等操作严格遵守隔离技术和无菌技术操作原则。③告知患者应注意用眼卫生，减少与其他病人交叉感染的机会，向患者讲解隔离护理的目的和重要性。④房间每日开窗通风 2 次，地面及房间内家具每日用含氯消毒剂擦拭 2 次，擦拭用物单独消毒，单独使用。⑤患者病房内放置快速手消毒剂，以备随时使用，在患者床旁放置清洁储药盒，放置眼药，做到专人专眼专用。

（4）眼内炎的并发症有哪些？

答：术后和外伤性眼内炎可引起多种并发症，如低眼压、黄斑水肿、视网膜脱离、虹膜后粘连、虹膜周边前粘连、角膜水肿、晶状体后囊混浊等，如不及时治疗可导致眼球萎缩。

（5）眼内炎的预防措施？

答：①有急性结膜炎、慢性泪囊炎或颜面疖、痈等感染病灶者，须在炎症控制、实验室培养阴性后再考虑进行内眼手术。②眼内手术前应滴抗生素眼药水 3 天以上，并做好术前准备（剪睫毛、冲洗泪道及结膜囊）。③凡眼球穿通伤，内眼手术后，有发热、眼痛，要高度怀疑眼内炎的可能。